U0035937

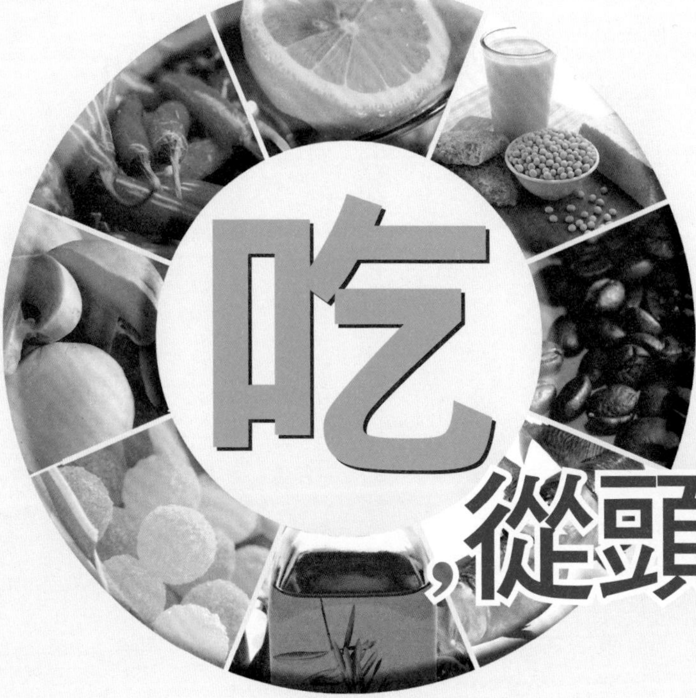

吃，從頭學起！

健康管理專家
吳寶芬 著

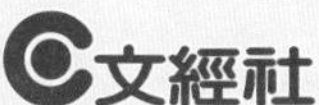

別再誤解好食物！

育生中醫診所院長◎李政育

佛教常說人有懂得判斷與學習「正知」、「正見」正確的知識，身體力行才能產生功效，修得正果，可是邪知、邪見皆流傳得比較快，且易被接受。這種情形在《孟子》中也反覆被提起，而中醫界、養生界尤甚，君不見英明如唐太宗的帝王，也因服用印度方士「那羅爾沙婆寐」的「靈藥」，俄而大漸。更免談網路流行的今日世界了。

舉咖啡為例，多少養生界將它視為洪水猛獸，可是當他們有「倦怠症」（中醫稱之為春困或暑困），或反應遲鈍、記憶力減退時，神經內科的醫師開給的藥卻是高濃度的「咖啡因」。當感冒的時候，全身酸疼、頸項強疼、昏沉、注意力不集中，口服「普拿疼」的加強錠，所加強的就是「咖啡因」。事實上，茶、茶鹼、咖啡、咖啡因都是對心腦血管非常好的藥物，只在於攝取劑量的問題，原則上一天的總飲用咖啡量為美國式咖啡杯六杯以內，對人體不會有特殊副作用，國人根本不可能攝飲此劑量，如係平時不易入眠的人，只須睡前不飲或自己斟酌一個最佳時間，即自己測出最遲幾點鐘後飲用咖啡就會影響入眠，將此時間找出來，在此時間點以前喝即可，尤其晨起昏沉感，生理時間沒恢復的人，可在晨起以咖啡配早點。

茶的誤解更多了，台大教授林仁混一輩子專門研究茶，他自茶中找出十餘種專利，包括抗癌作用的成分。茶可醒腦、止頭痛、肩頸緊痛以外，可強心、利尿、消食積、酒積、油積、便祕，可促進腸蠕動、腹泄可收斂而止泄、堅筋骨且固齒……太多的功用了，只要往《本草綱目》一查，可有幾十種療效，內服當蔬菜，口咀嚼或研粉吞食，或加在菜餚中同煮、滷，或醃漬泡食物；或防腐生肌……的外敷作用與食品加工皆是美好佳品，對各種食物、藥物的過敏反應，可以口服茶而解除或防治，這就是《陸羽茶經》中所說神農嚐百草，一日中七十餘毒，食茶以解之的來源。

至於酒，我不能多寫，多寫了到時大家成癮，酗酒成酒精性肝病、肝硬化、酒精性腦病。但少量的酒確實可以令神經傳導速度快，這就是李白斗酒詩百篇的來源，思考反應敏銳。少量的酒可以讓血管蠕動好，且抑制血管內膜的粥狀硬化與脂質沉積。如以紅葡萄酒的「白藜蘆醇」更可延年益壽，總之少量的酒，可以消除憂鬱、消除緊張。但原則上，只能少量，多量與過量反而會「抑制」各種人體活動功能，易生意外事故，且傷腦與肝、腎。

吳寶芬小姐係本人多年景仰佩服的女性養生專家，樂觀、開朗、有衝勁、友愛同胞、孝順父母、熱情友誼、活力旺盛、言語有趣、慣用簡單的詞句話語表達艱深的學問，目前大作將付梓之前，命予為序，因其文中觀點極為正確，且劈邪見的努力與本人一貫理念契合，受命立即為文，樂為大家推薦如此好書，值得大家購讀。

保健、防癌、抗病毒、抗三高 先找台灣好茶

行政院農業委員會茶業改良場 製茶課課長◎陳國任

這幾年健康意識逐漸抬頭，人們追求高品質的生活境界，因此許多醫學家與科學家致力於生命奧秘的探尋，諸如抗癌、抗氧化、抗高血壓等疾病，探索環境、飲食、運動及生活作息等對生命的意義，讓大家活得健康又快樂。

吳寶芬老師長期致力於健康教育及養生知識的推廣，利用擬真情境，結合五臟六腑，讓健康貼近民眾的生活經驗，把經驗融入生命的樂章，使本書內容更為符合人們生活實際所需。

本書具有三大特色：一、民眾總是依照過去的經驗及心態來面對生活，認為過去成功的經驗是有效率的，而本書顛覆這些傳統的思想，讓大家對生命做好充分準備，面對健康的人生而保持生活的節奏上富有彈性。二、內容告訴我們，生命的意義不能靠公式來策劃，應該要考慮無法掌控的環境變數，而使生命更豐富。三、現代的

飲食文化除了在色、香、味的表現上要求完美外，本書介紹吃的技巧，進一步注重飲食均衡與健康。

身為茶業科技研究的立場，我必須為「茶」說上幾句話。近幾年來科技的進步，科學家們亟欲解開天然保健飲料「茶」的生理功效，進行各項動物或臨床實驗，証明茶葉確實有多種保健及預防疾病之功效，包括降低血脂、預防心血管疾病、殺菌抗病毒、抗細胞病變、抗癌等相關報導；而本書在「抗老、防癌、瘦身，春天一定要找茶！」章節裡對茶有些許的闡述，希望讀者在閱讀過程中，更能了解茶而延續台灣茶所賦予的使命。

本書的出版，必可增進國人的健康，並大大提昇國人吃的水準，更樂見未來吳寶芬老師能再投入更多資源，結合科技、文化與傳統一起研究，讓民眾對生命的本質與延續有更深的認識，養生健康觀念融入每人的生活，進而追求生命節奏更快樂的一章。

養生其實很簡單，跟我一起造反吧！

◎吳寶芬

我上台超過六千多次，因此比大家多看透了一點，其實「自序」就是「自戀」。如果沒有本事為自己先吹捧幾句神話，那搶著上台幹啥?!瞪著大家傻笑，還是悶聲放屁？最近網路上流傳我的演講內容，泛濫的程度，連我家旁邊已經退休的大姐姐都收到啦！她四處告訴大家，那個吐出文章內容的傢伙，就住在她家馬桶的隔壁。

另一個是我同學，她是個專做心臟超音波檢查的專家，她的教授是個醫學界的前輩，有天興沖沖的說要傳一篇很有用的文章給她，她滿懷敬畏的收信一看，這個恩師口中的奇人，不就是當年調皮作怪又叛逆的同學咩?!她哇哈哈得逢人就說，但沒人相信她同學怎麼會是這付德性。

網路的力量比病毒感染還快！平時已經回不完的信件，這會兒回得我大吼大叫。我還有一封中正大學的Mail，欠了快兩年還沒回哪！而我打字的功力，可以讓我的祕書控制不了，對我直接動手。

我已從事醫學工作三十多年。我想出書並不是因為自己得了重病，從閻王府逛了大街回來，大徹大悟的想自救救人。也不是老天給了我什麼使命，要我善用專業普渡眾生。更不是平日在家吃得太鹹（閒），要嘔（心瀝血）本書出來捉弄大家。當然，我也沒有必要作賤自己，在工作三十幾年後，弄本書來回頭清算一下，自己還剩多少的職業道德。

至今我已講過六千多場演講，平均一場演講三個小時，大家是否可以想像，連續七百五十天不停的講話，這個人的舌頭可以把地球綁成粽子！其實我是個自閉又安靜的人，雖然見過我的人聽到我的自白，全都會笑死無一倖免。但我真正要炫耀的，是我對追求專業知識的認真，不墨守成規的靈活，和評量效果的反省。所以每次下課後，大家都說上我的課簡直就是「震撼教育」。其實，我只是打開天窗說亮話，把千年耳垢掏乾淨而已呀！

不菸不酒作息正常，為什麼得肺癌？
B肝C肝通通沒有，為什麼得肝癌？
飲食清淡笑口常開，為什麼血壓高？
海鮮肉類純粹欣賞，為什麼尿酸高？

醣類澱粉小心入口，為什麼糖尿病？
清心寡慾忍精保命，為什麼腦中風？
每天猛灌八杯開水，為什麼高血脂？
坐以待斃度日如年，為什麼偏頭痛？
吃得最少起得最早，為什麼繼續肥？
慢跑爬山上下樓梯，為什麼關節炎？

我們是否應該想一想，為什麼我們這麼乖巧聽話的委屈自己，卻無法得到健康和快樂？

常有人質疑我們這種「特種行業」是最不該生病的族群。各位不知道，抗憂鬱症的藥吃得最兇的，就是精神科醫生，胸腔外科的醫生有很多都是老菸槍，新陳代謝科的醫生，四高正常的沒有幾個，皮膚科醫生自己打雷射拉皮，只是例行的娛樂。

其實，只要是個「倫」就會破病，和專業無關。

我認為，人性和習慣，才是主因。

現在，坐下來吧！地上桌上床上椅子上，或者馬桶上都行，脫下悶死腳丫的鞋襪，端杯最愛的飲料，打開最愛的零食，然後——和我一起造反！

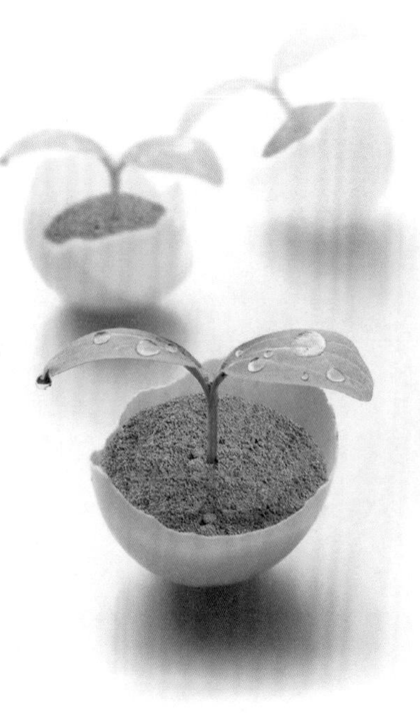

Contents

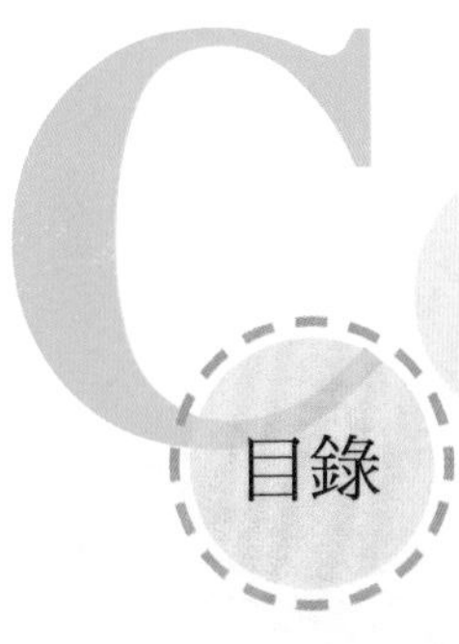

目錄

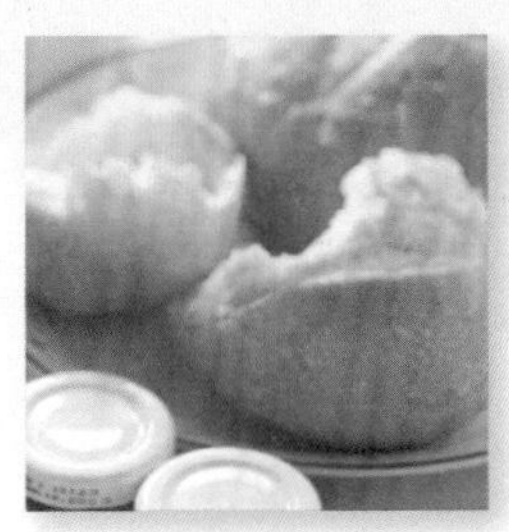

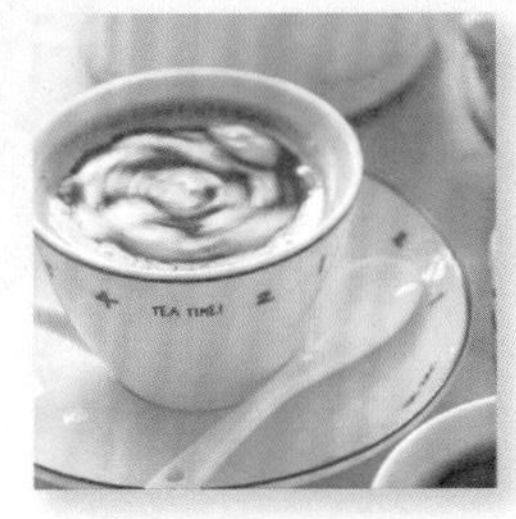

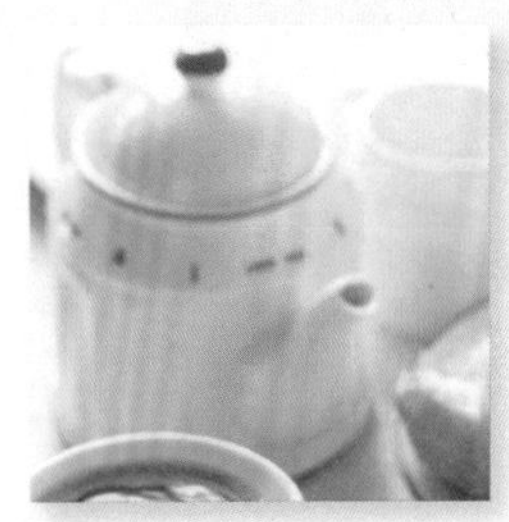

PART 2

084 健康密碼，掌握養生的12個關鍵！

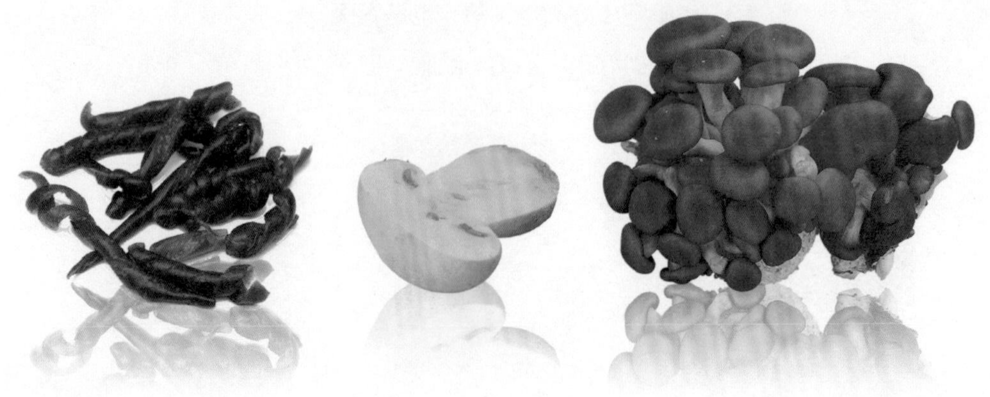

158 PART 3 快樂知足，比藥療食補都好！

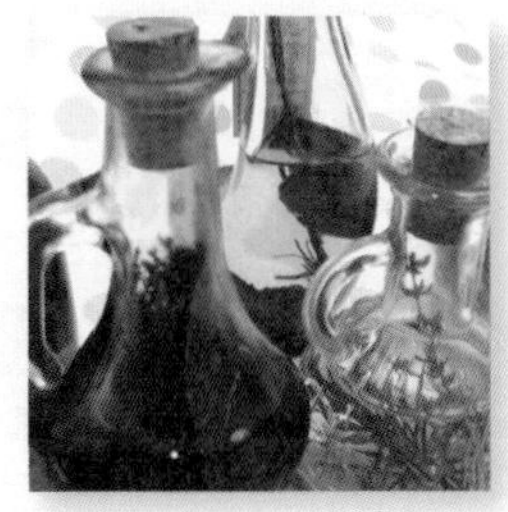

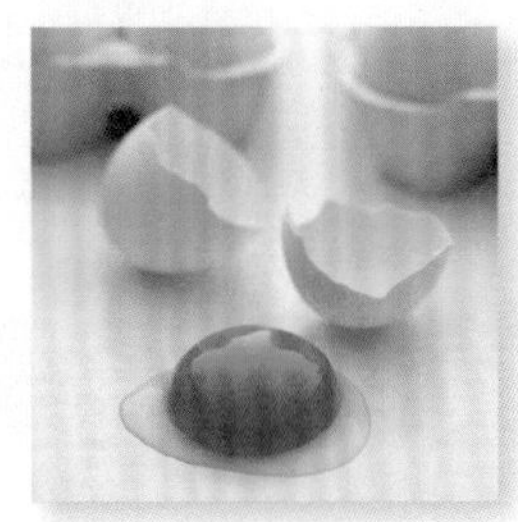

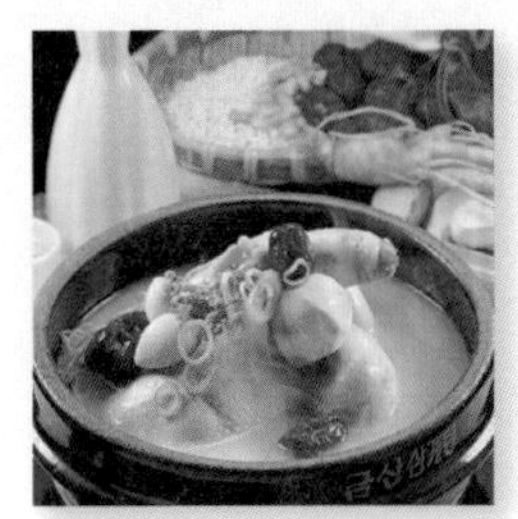

182 PART 4 營養加值，健康食品怎麼吃怎麼選？

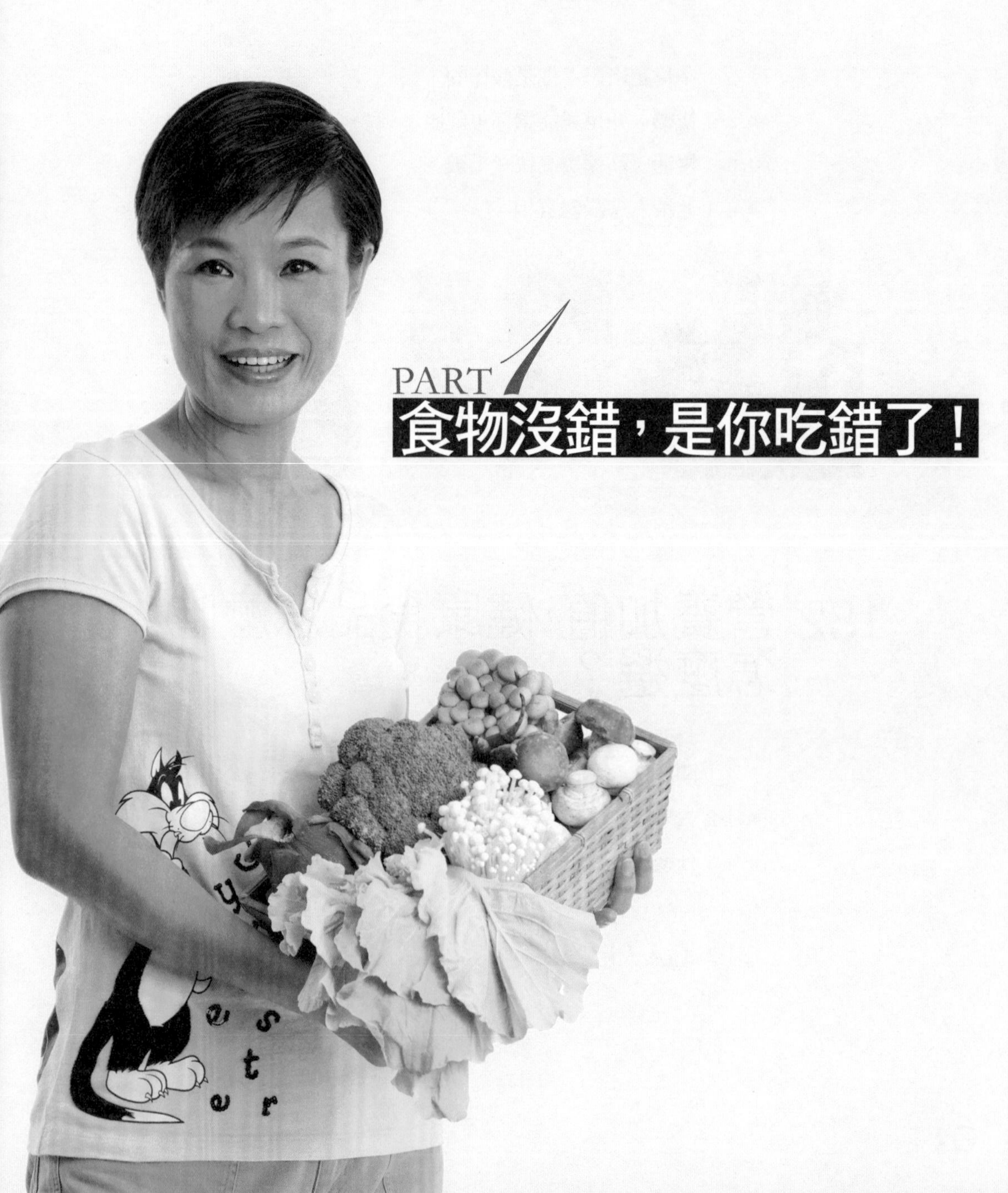

PART 1 食物沒錯，是你吃錯了！

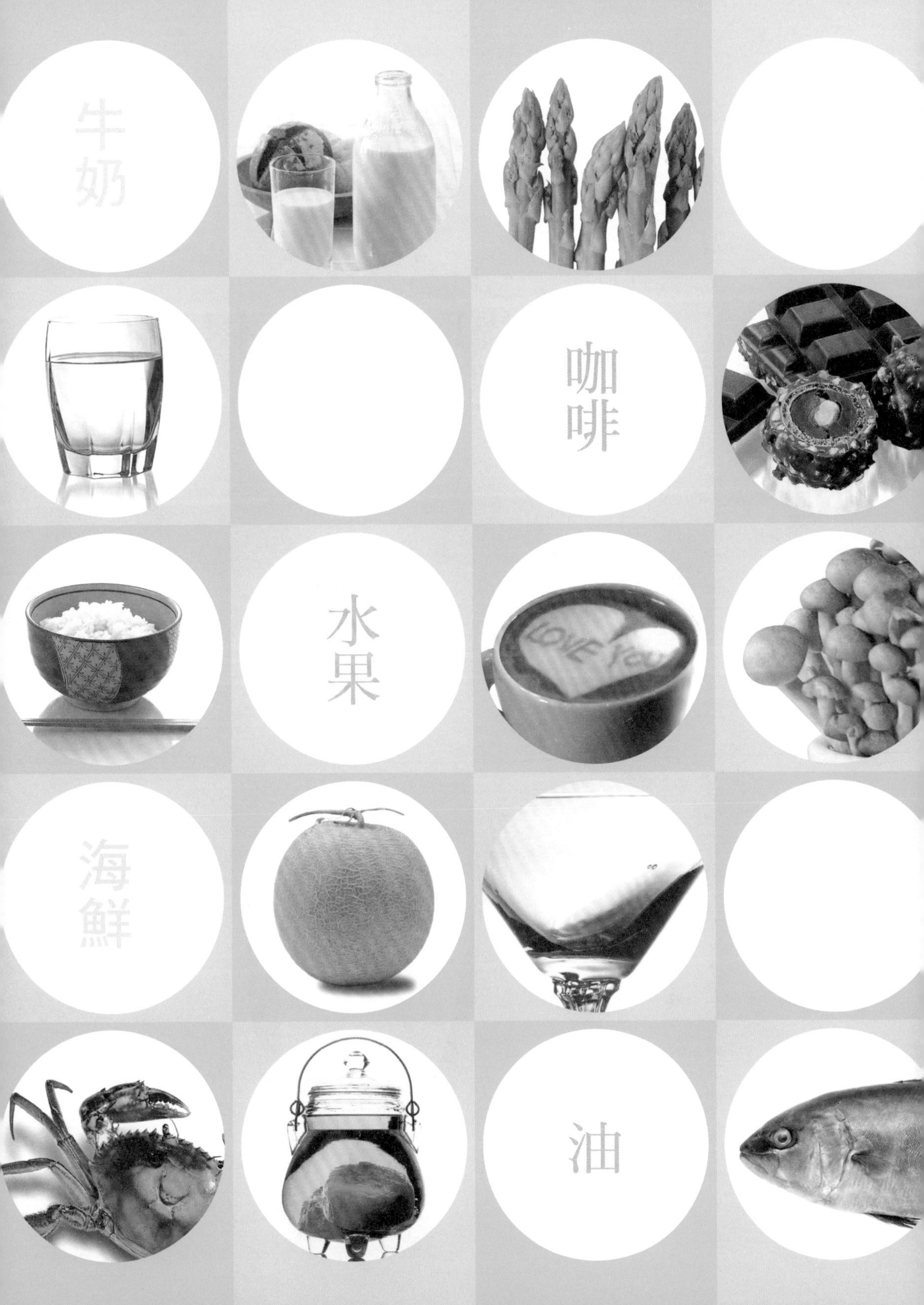
牛奶
咖啡
水果
海鮮
油

1-1

多喝水？攝取的方式才是關鍵！

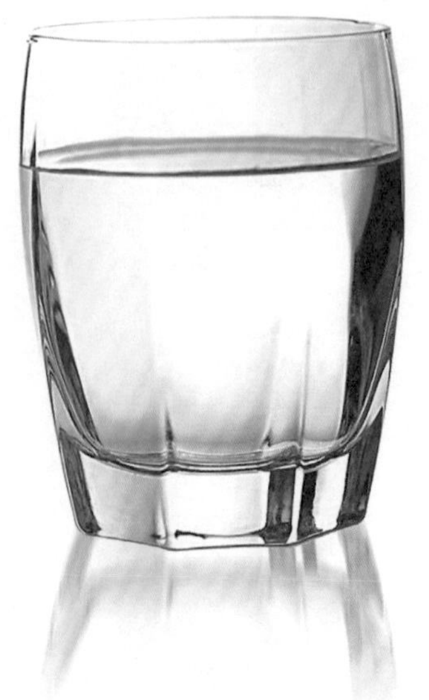

水對人體有四十六種功能

地球表面百分之七十五是海洋，而人體當中水分也佔百分之七十五，這是多麼巧合的事！還有一個有趣的現象，就是血液的味道和海水也很像。當然，一定有人會覺得從外觀上來看，那番茄醬就更像啦！

海洋，是孕育萬物的開始。水和鹽，也是人體最重要的生命元素。

泡澡為什麼讓人身心舒暢?說有多爽就有多爽。

那是因為回到了羊水時代，生命形成的一開始。

姑且不論喝水有多保命，大部分和水有關的形容詞都是好話喔!但是有人拚了命研究水，甚至到了自願放棄自由的地步，這個偉人，我一定要介紹給各位。

貝曼格利（F.Batmanghelidi）博士是個伊朗人，一九五〇年進入倫敦大學聖瑪利醫學院就讀，師承蘇格蘭籍的科學家亞歷山大·佛萊明爵士（Sir Alexander Fleming），這個老師因為發明了盤尼西林獲得諾貝爾獎，但是後來貝曼格利醫生的遭遇卻更加精彩。一九七九年他因為加入伊斯蘭革命被判死刑，關在伊朗的埃萬（Evin）監獄。有一個深夜，他用兩杯水在八分鐘內，完全治好了一個胃痛到不能走路的獄友，而開始了對水的深入研究。被關了二十三個月後，他的表現讓他得到提早出獄的機會，他卻懇求典獄長，讓他繼續坐牢，以便完成他的研究。他的研究報告在一九八三年六月，登上了《臨床消化醫學期刊》。

台灣曾出了一本貝曼格利博士說水有多好的書——《Water：for Health, for Healing, for Life。》我衷心的尊敬這位慈悲的學者，也良心的建議各位，除非是吃得太鹹（閒），想「看」水，要不然這些內容真的有點硬，想當閒書來看，那是不可能滴。

大家可以不必熟背，水對人體有四十六種功能，只要體會一次「口渴到發瘋」是什麼滋味，就知道如果被判「渴死」，那有多麼恐怖了!其實「口渴到發瘋」並不是形容詞，因為人腦中百分之八十五是水，水分是褪黑激素和血清素（Serotonin）形成的直接原料，而血清素和抗壓憂鬱自殺等心理健康，有非常密切的關聯。至於褪黑激素（Melatonin）更是人體中所有賀爾蒙運作的指揮官。

跟著我來喝好水

不管水的好處有多少，還是要喝下去才算數：

1 每天該喝多少水，要以體重為計算標準才對

不同的體重有不同的攝取水分比例，灌一樣多的水當然不可以。成人每日的水分，以體重乘以三十西西。十五歲以下的兒童青少年，則要乘以五十西西才足夠。為什麼年紀越小水要喝越多？這些小鬼哪有一刻坐得住？不是跑就是跳，不是哭就是笑，不是汗就是尿，加上口水鼻涕，孩子的世界，比我們更花「水」。

2 白開水不一定最好

人體內的體液是有濃度的，含有不同比例的糖分脂肪蛋白質維他命和礦物質。因此醫院裏為病人注射點滴的溶液，都有嚴格的管控。像生理食鹽水最常用，濃度百分之〇．九。葡萄糖生理食鹽水百分之〇．三三，二十西西的小量注射用葡萄糖水百分之二十。如果只喝白開水養生，這真是白白浪費膀胱的容量啦。至於什麼飲料才好，請繼續看下去吧！

3 千萬不要口渴口臭了才喝水

此時代表體內缺水的程度，已經到了海枯石爛的地步。上班有工作效率的要求，同樣喝水也該照表操課。就算不能做到每小時喝多少水，至少睡覺前把今天的水喝完，也算「今日水今日灌」了。

4 儘量挑選弱鹼性質的水分

因為人體最棒的體質是PH值七．三五～七．四，另一個原因是，我們日常吃的食物，大部分是酸性的。維持弱鹼體質是健康不生病的第一步。

5 慢慢喝！

口中含滿一大口水，慢慢吞下，比牛飲猛灌更能止渴，同時更能達到保護上呼吸道的功能。

6 溫度適中的水分，吸收效率最快

因為體溫在攝氏三十六至三十八的時候，體內酵素的活性最旺盛。但是也有人飲料不冷就不

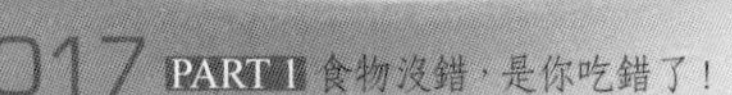

飲，不燙就不喝，這和每個人對溫度的耐受性有關，要冷要熱要溫要暖，自己作主吧！這種無傷大雅的小事，大可不必爭得面紅耳赤啦。

7 在台灣直接生飲自來水，不失為一個自殺的好方法

含有豐富化學藥物殘留及藻類毒素的水，稱為自來水。我也反對喝地下水，河水井水山泉水都屬這一類。其中的重金屬及螢光物質，一樣危害健康。雨水是地球的洗澡水，當然也不能喝！因此要裝一台濾水器是保命的必要措施。

「一肚子壞水」是指一個人品格不好。用在臨床上指的是身體不好，出現腹水。現在我們放眼周遭，何處尋得好山好水？

請繼續看吧，因為「書中自有好山水」。

五百分健康便利貼

含有豐富化學藥物殘留及藻類毒素的水，稱為自來水。在台灣生飲自來水，等於慢性自殺。地下水、河水、井水都可能受到重金屬污染。

1-2

老實說……
牛奶的壞處很多！

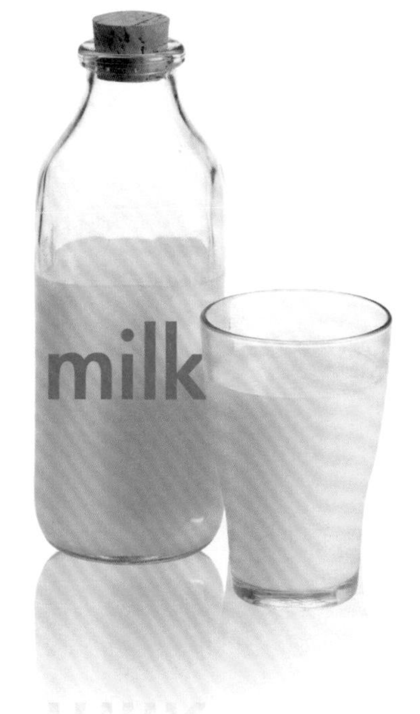

人，要不使壞，就不符合人性。

人，不老不病，那就成了妖怪。

只是，有人使壞成了精，拖累了一大缸的老百姓，那就不是「人性」二字可以原諒。

有人小病不斷、大病也犯得把醫院當自家後院跑，那也不是「倒楣」二字可以形容。

發生「假奶」事件的那一年，我專程去拜訪北京的協和及同仁醫院，印象最深刻的不是協和建築的古典，同仁設備的先進，而是掛號處前那一溜兒躺在地上等掛號的人潮。

人，在什麼情境下最弱勢？

站在法院和躺在醫院的時候。

有理說不清，有病治不好，那真是最無奈又無助的事啊！

這回我們得仔細的討論一下，牛奶，是該喝不喝？二奶，是該養不養？

二奶因為不是食物，無關健康，應該歸類「尤物」較為妥當，因此我無權發言。

至於牛奶的是非存廢，「三鹿奶」事件只是一個引信，讓我們在災禍的浪頭上，更積極的看清楚事情的真相。

老實說，把三聚氰胺（Melamine）這種白色無味，長得和牛奶那麼像的玩意兒，加在奶粉裏騙大家的錢，這真是個不笨的主意。大家知道我並非為這種不法喝采，只是要提醒大家，面對生活中處處存在的陷阱，生氣謾罵的力氣，不如拿來更加小心照顧自己。

至於如何小心注意？如何專業判斷？容我內舉不避親——那就要常看我的書啦。

沒有知識也要有常識，沒有常識就要看電視，不看電視就不該近視，沒有近視才能多見識。

二〇〇七年底，一個勇敢非凡，智慧出眾，良知無限的法國科學線記者Thierry Souccar，出了一本顛覆醫學界的「違法書」——《牛奶，謊言與內幕》。作者從一開始就警告大家，這本書的內容是違法的，就可以想像書中的理論，將對消費者造成多大的震撼，對既得利益的業者引起多大的反彈。如果各位視力不好不想看書，口袋沒有三百塊的閒錢買書，或者，有錢有閒但是根本買不到這本書，那麼，我很樂意把我消化過的精華，和大家分享：

過敏、胃病都是牛奶惹的禍

牛奶中的蛋白質百分之九十六是酪蛋白，這是一種大分子難消化又很堅硬的蛋白質。因此「扭牛家族」必須準備四個胃，不斷的消化分解，才能完全吸收這種搞怪難纏的蛋白質。而人奶中的蛋白質是白蛋白，性質與酪蛋白完全相反，因此我們人類只要有一個胃，就綽綽有餘了。能夠吃母奶的孩子，真是超級好命！但是——提供母奶的「馬麻」，沒辦法保證「供貨期限」呀！因此人在三歲前為了自「飽」求生，會利用乳糖分解酶來對付牛奶中不好消化的成分。三歲以後長大成「小人」，我們會停產這種特殊的酵素，因此如果還要繼續大量的喝牛奶，我們只能被迫分泌更多的胃酸來分解酪蛋白。胃酸過多引起的胃潰瘍、十二指腸潰瘍、慢性胃發炎及幽門桿菌太多，都不是爽快的事吧？另外，酪蛋白這種「不法分子」殘留在人體中，也會引起身體的各種過敏。如果我們在還少了三個胃的情況下，搶了牛寶寶的食物，導致忙著生病，就是我們橫刀奪奶的下場。

生長因子太少，光長體重不長腦

人奶中含有七種生長因子，幫助嬰兒全身均衡的發育，長大的不只是四肢身體，還有腦部及脊髓這些周邊神經。但是牛奶中只有IGF、TGF，EGF這三種生長因子，這可以讓小牛每個月體重增加一倍，平均一歲時比出生時可增加一百五十公斤，但是腦子的發育卻跟出生時差不多嫩，大家應該不難發現，街上常有十二歲的體格，卻只有八歲智商的傻大個兒。我們要培養的應該是個長腦的人才，不是光長肉的奴才啊！

誘發乳癌和前列腺癌

現在的牛奶已不再是牛媽媽產後泌乳的自然現象，應付龐大的市場需求，牛隻的飼養不再依循「放牛吃草」的自然模式。牛被關在狹小的空間，吃的是加了抗生素、生長激素的人工飼料，因此在這種情況下，牛的壽命從平均二十歲以上減為不到五歲，這種短命乳牛生產的牛奶，從任何角度來看，我們喝了都不可能長命。同時，**擠奶時正是母牛的懷孕期，牛奶中的雌激素和黃體素的濃度都達到最高峰，這是人類乳癌和前列腺癌的重要誘因。**姑且不論得癌的風險，喝出一身牛脾氣，那可如何是好？

導致鈣質流失

牛奶是酸性食物，身體為了中和酪蛋白所產生的酸性物質，必須消耗人體的鈣質來平衡，因此，牛奶灌越多鈣質就流失越多啦！而酸性的體質更是生病的好體質，心血管疾病，神經系統的多發性硬化症、糖尿病、皮膚病、癌症、肥胖、感染，它們通通都愛你！

加速腫瘤細胞生長

牛奶中的IGF-1（類胰島素生長因子第一型）不但會加速腫瘤細胞的生長，還會引起皮脂的過度分泌，尤其青春期的孩子，更加嚴重。只要青春不長痘，不是很好嗎？

因為人體的機制，我衷心的建議各位年過三歲，就趕快——戒奶。

如果再也聽不到我的演講，只有一個可能：我被抓去丟進牛奶桶了。但是，無妨！斷奶無病一身輕，這不是很棒嗎？

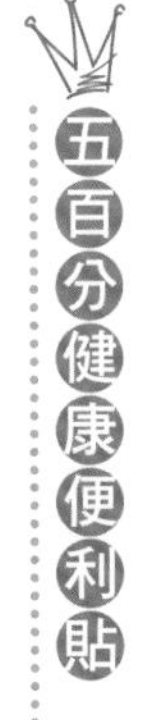

牛奶中的IGF-1（類胰島素生長因子第一型）不但會加速腫瘤細胞的生長，還會引起皮脂的過度分泌，尤其青春期的孩子，更加嚴重。

1-3

造反了，我偏要說咖啡好！

沏上一壺好茶，再來泡杯咖啡，若有機會，再啜上一盅小酒，這種人生——爽啊！生活，要的不只是爽快，當然，更不能因為糟蹋健康而死的更快。

一定有人以為我在帶頭造反，但是認識我的老讀者都能作證，我哪一次不是造反有理?!真的真的相信我，我的辦公桌上，每天非得茶水咖啡站兩旁，我才能活得肆無忌憚，健康無比。

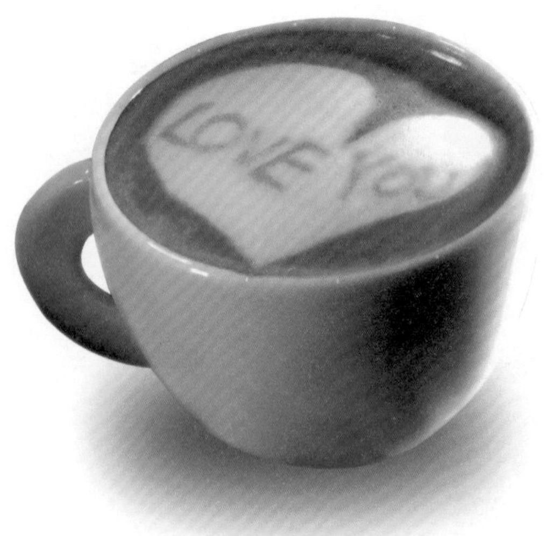

現在，你也快去端杯咖啡，鼻子吸著咖啡香，舌頭嚐著咖啡醇，再來看我老吳的句句真言。

咖啡當然不是因為長得黑，就被歸類健康黑五類。醫學界從一六五〇年第一家在英國牛津開業的咖啡館開始，就對這杯黑乎乎的苦水，折騰個沒完。平凡百姓，就在這些一會兒誇它好，一會兒又罵它壞的研究報告中，猶豫不安但又控制不了自己的把「苦水」吞下肚。

現在，我終於搜集了足夠的專業證據，可以大大方方的上台疾呼——咖啡好吔！

最早喝咖啡的應該是非洲的衣索匹亞，真正發揚光大的卻是一五〇〇年前的阿拉伯人，再經過土耳其傳到歐洲。當年那個在牛津賣全世界第一杯要收錢的咖啡的傢伙，就是土耳其人。

咖啡的好處：保肝、抗老、防癌，都是有依據！

今天，我提供咖啡該喝的專業不收大錢，但，價值無限：

1 咖啡中所含有的氯醛酸(Chlorogenin Acid)是一種抗氧化的防癌物質

人靠氧氣得以活命，但吸入人體的氧氣，有百分之一至二會變成強力氧化的活性氧。蘋果發黑、木瓜變苦、沒有泡沫難以下嚥的啤酒、生鏽的金屬，包括雞皮鶴髮的阿伯大嬸，都是氧化的威力。這會兒知道「活性氧」是個教人不好過活的角色了，才會明白咖啡能防癌抗老的珍貴。根據日本女子大學的研究，濃度只要一百二十ppm的咖啡就能抑制活性氧(又名自由基)，而我們平時隨便一杯咖啡，就能隨便超過這個有效濃度。瞧，多方便！

2 人體吸收了咖啡因，能夠轉換成肢體運動時所需要的傳導物質

缺乏左旋多巴胺(L-Dopa)，非常容易罹患巴金森氏症(Parkinson Diease)。美國曾在夏威夷做過長達六年的追蹤研究，證明不喝咖啡的人比喝咖啡的人，多出六倍發病的機率。這巴金森氏症發作起來，可不是舉止斯文，蓮步輕移。手發抖，腿無力，口齒不清，吞嚥困難，嚴重者還影響智力，說有多狼狽就有多狼狽。各位爺爺姥姥大叔大嬸，趕快覺悟喝咖啡唄！

3 氯醛酸也能抑制亞硝胺

過年時節的火腿香腸臘肉，都要加點硝防腐，而亞硝胺是可能引起胃癌的硝衍生物，過年，喝咖啡聊八卦兼防癌，多應景呀！

4 減少肝臟發炎及損傷

早期有許多研究，發現肝臟一旦被毒素破壞之後，如果同時給予咖啡因，可以減少肝臟發炎及損傷。美國在二〇〇五年，公布兩篇報告在腸胃科最具有指標性的《腸胃學》國際期刊上，指出咖啡可降低肝功能異常，減少六成慢性肝病的發生率，對於有酒癮、脂肪肝、糖尿病及肥胖的人尤其有效。二〇〇七年一個總結十篇論文的研究證明，咖啡也能降低四至五成的肝癌罹患率。在國外，肝癌又被稱為「中國癌」，在肝病盛行的華人世界，我們怎能不喝咖啡?!

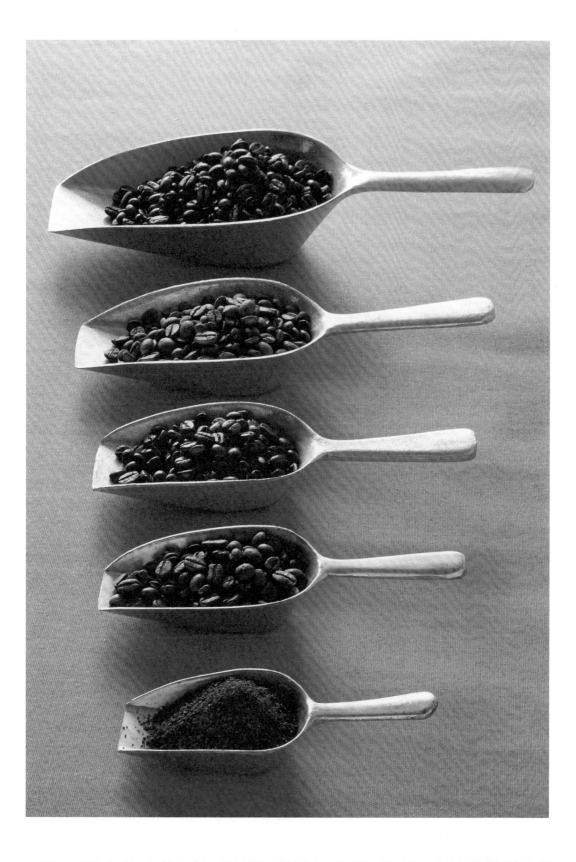

5 降低乳癌率、腎臟癌、皮膚癌

加拿大多倫多大學研究一七〇〇名帶有BRCA1乳癌高危險基因的婦女，發現**每天一至三杯咖啡，可以降低一成罹患乳癌的機率，如果六杯以上，居然可以降低七成**。另外，美國哈佛大學二〇〇七年發表一篇綜合分析十三個腎細胞癌的結果，證明一天三杯咖啡可降低百分之十六的腎臟癌、三成的皮膚癌。

6 減少大腸癌、子宮癌

日本二〇〇七年公布，一天三杯咖啡喝下肚，可減少六成大腸癌。而大腸癌有遺傳的風險，腸癌家屬要提高警覺。二〇〇八年五月中旬，日本的研究結果帶來了女性的福音：每天二至四杯咖啡，可以降低五成子宮的相關癌症。

7 提升元氣、效率

咖啡因能夠提神增加工作效率，也能增強短期記憶應付考試，工作加薪考試加分，都是好事！

8 咖啡因利尿加速脂肪代謝

又找到一個不必受罪的減肥方法啦。想減肥的人，知道該怎麼做吧！

至於一天幾杯才好？幾杯太多？連續一百個小時連喝一百五十杯濃咖啡，才會累積到咖啡因的致死量。所以，千萬別拿咖啡來想不開，實在浪費啊！

加不加糖？放不放奶精？一天幾缸？坐著喝還是跪著喝？你，高興就好！

來杯咖啡，沒有是非。

五百分健康便利貼

一天一至三杯咖啡，可以降低一成罹患乳癌的機率，如果六杯以上，居然可以降低七成。

1-4

想要健康，就不能沒有豆漿！

「全台灣哪一家豆漿店最有名？大家知道嗎？」如果答不出來，都不是「正港的台灣人」。

答案揭曉：台北市的來來豆漿店。

答對了沒有獎，

答錯了要被罵。

其實這個答案的背後，無關賞罰，而是——真相。這真是一個黑暗骯髒又悲傷的故事！雖然我

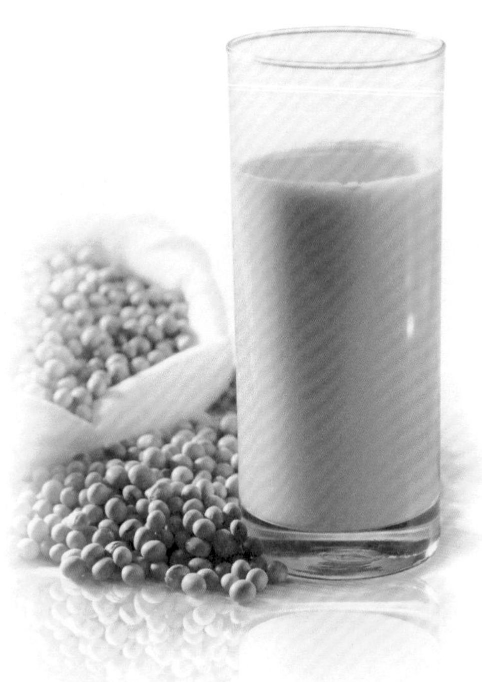

們無力又無奈的看著每天發生這麼多壞事，但是想要碰上好事，就不能消極的只等天上掉下禮物。

只要有智商的人都知道，天上掉下來的除了雨水可以利用以外，隕石飛機招牌花盆炸彈，不然就是「驕阿塞」（鳥大便），這哪一樣可以當禮物?!

全台灣哪一家好豆漿已經量產近五十年？大家的答案應該是理所當然的「母哉」。

連我這個活得比這瓶豆漿更久的老太太，都不知道這個從民國五十三年開始默默奉獻的品牌，這真是大家的損失啊！

但是更大的損失是，大家不明白為什麼要喝豆漿。以前，重病住院才會有人送奶粉；為了得到外國修女發的奶粉，有人成了天主教徒；為了應付第二天重要的考試熬夜，才能喝一杯牛奶；留著一圈牛奶鬍子上課的同學，都是有錢人家的小孩。

但是豆漿咧？

喝不起牛奶只好喝豆漿。因為這種「牛奶是小姐，豆漿是丫頭」的觀念，我們一直沒有發現，站在角落的小丫頭，有一天居然成了女王。

別小看它！豆漿身懷絕技

美國的FDA（食品藥物管理局）大力的為豆漿作醫學的背書，實在是醫學界石破天驚的大事！大家不想想FDA是個什麼樣的機構，豆漿是個什麼樣的「咖小」，這一定是豆漿身懷驚人的絕技，

FDA才會為它大聲叫好。現在我們也一起來附和一下吧：

1 豆漿含有豐富的植物固醇，可以排出體內壞的膽固醇（LDL），提昇好的膽固醇（HDL）

人體每天需要〇．三公克的HDL，參與賀爾蒙的形成，組成完整的細胞膜，維持血管壁的彈性，還有，一旦遇到火災地震搶劫吵架抗爭被狗追被人K這些意外時，人體為了應變所分泌出來的腎上腺素，也必須有HDL當原料。HDL越多的人，越快樂能抗壓，小孩HDL不足會直接影響學習效率，以及與人相處安全感信任感的培養。

2 降低百分之八十心血管疾病的風險

血管壁的彈性好壞，當然與心血管疾病有關，豆漿可以降低百分之八十心血管疾病的風險。春寒料峭冷熱不定之際，豆漿可以大大減少救護車出勤的頻率，既能保護健康又能保護能源，還不趕快乾一杯?!

3 防癌也很行

黃豆中的植物皂素、松烯、酚類和異類黃酮及維生命E，都是防癌尖兵，尤其是異類黃酮中的金雀異黃酮，針對會遺傳的乳癌大腸直腸癌，更是意義非凡。

4 幫你顧好肝

豆漿屬於小分子利用的胺基酸，有利於肝細胞的再生，肝臟一旦健康，人生就是彩色的啦！

5 富含纖維質，瘦身好食物

黃豆的食物纖維每二十公克高達三．四二公克，不但大便順暢放屁大聲，還能防癌瘦身，不再一肚子窩囊氣。

6 減少骨質流失

異類黃酮可以減少骨質流失，豆漿能幫助我們作個有骨氣的人哦！

喝豆漿也有技巧

喝豆漿有多好的相關研究，看到眼睛累，講到嘴巴酸，寫到手快斷，我還沒秀完哪！但我認為掌握喝豆漿的技巧更實際：

1 睡前喝吸收效果更好，一杯二五〇西西喝了再上床！

2 冷熱無妨，天氣決定。

3 甜鹹不忌，自己高興。

4 醫學界對基改食物的相關研究，還不足以證明其安全性，因此，我們還是喝非基改的豆漿吧。

5 超過四十歲以上的中古貨，癌症、懷孕及心血管病患，每天最好五百西西以上，這樣的量才夠力。

6 最重要的問題是普林的管控，因此不是路邊的豆漿都可以隨便買隨便喝。

當「難」，這也是大家最腳痛的問題。為什麼「腳痛」?!蛋白質代謝不良引起的尿酸過高，醫學上稱為「痛風症」。幾乎每個病人都因為尿酸累積在腳趾，痛到發瘋！這到底有多痛?不要說碰觸，連風吹過都痛啊！因此痛「風」一詞由此而來。

豆漿必須經過專業的處理，才能降低引起痛風的各種嘌呤，這不是一般自製豆漿時用濾網或紗布過濾就能解決的。買豆漿時一併索取檢驗報告，是最可靠的方法！問題又來了，其一、廠商肯給嗎?其二、拿到眼前看得懂嗎?

說到這兒我要吐苦水了！我真的不是要「偏袒」誰家的豆漿，如果沒有數據當作背

好豆漿資訊：
羅東鎮農會出產的羅董有機豆奶，每瓶245cc，全省各農會超市，大賣場均有販售。

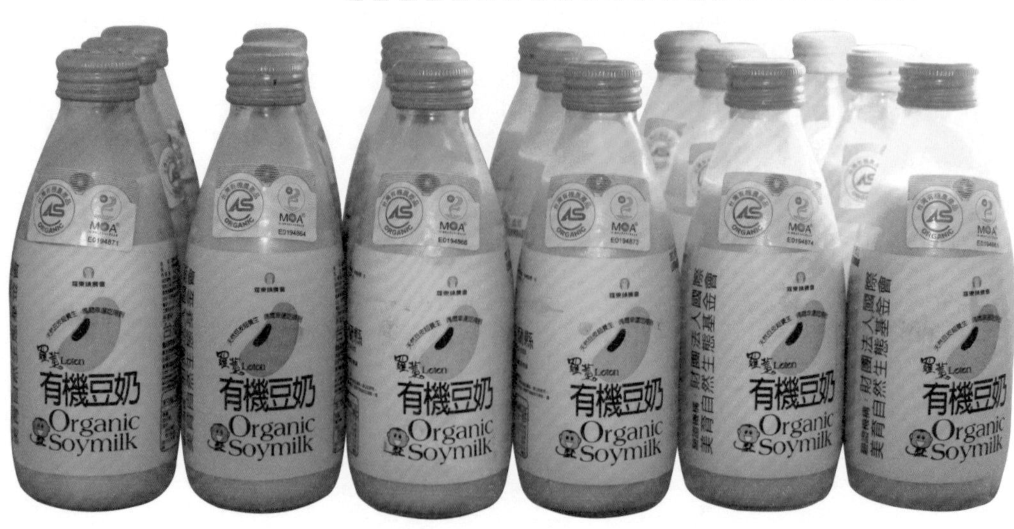

書，我怎能理直氣壯的大聲講話?!

好豆漿在這裡！

之前雲林縣農會的總幹事謝淑亞小姐請我去演講，這個做事超有效率又熱心助人的女生，讓我領教了她動員的魅力和處事的明快。

當天一屋子將近二百個人當中，有個古意的男生安靜的坐在最後一排，他認真專心的上完我的課後，淑亞特別請他上台，還沒說話他就立刻感動了大家——因為他居然不辭辛勞從羅東趕來雲林，提供大家安全又健康的豆漿。

如果不是在場的女生太多，我真想上前給他一個抱抱啊！

這個他是隨？

羅東農會的賴重光廠長是也。

來！來！來！我們一起為淑亞和阿光的熱誠鼓掌，再為自己的健康乾一桶豆漿吧！

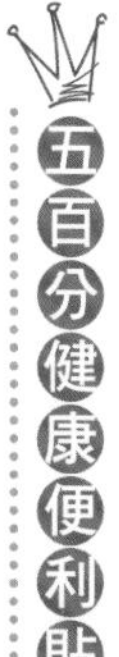

五百分健康便利貼

豆漿屬於小分子利用的胺基酸，有利於肝細胞的再生，肝臟一旦健康，人生就是彩色的啦！來杯豆漿吧！

1-5

少吃油，常保健康？誤會大了！

要生得好又活得妙，一定要付出代價：

- 飲食清淡，少油少鹽少吃糖。
- 多喝開水，補充水分兼排毒。
- 咖啡茶葉，骨質流失傷腸胃。
- 拒菸戒酒，酒後亂性菸傷肺。

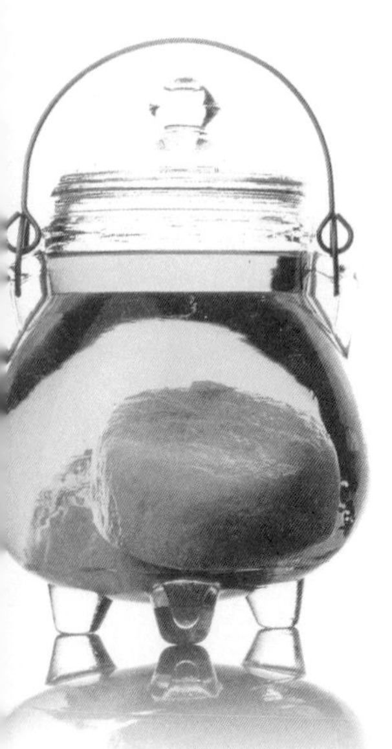

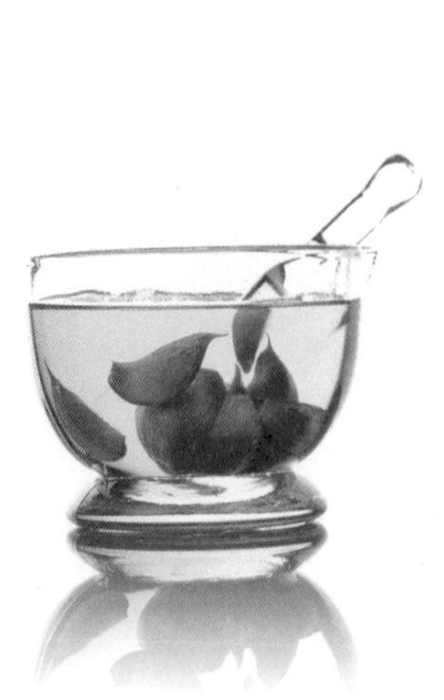

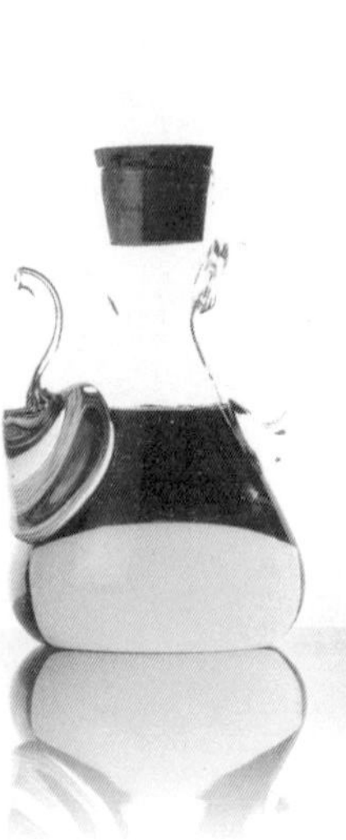

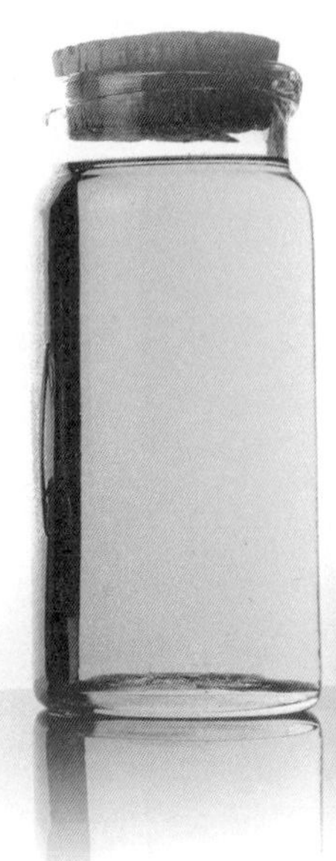

- 清心寡慾，忍精保命百年身。
- 爬山跑步，強筋健骨好體魄。

你一定覺得我的建議很有道理吧？因為不只是我這麼提倡，舉凡所有的醫學專家，都是這種論調。

錯！大錯!!大錯特錯!!!

以上所言，沒有一句正確。我必須本著專業的良心為大家解惑，更應當負起教育的責任，好好的為這本書下筆。生命固然是由許多的嘗試，沉澱出可貴的經驗。但有些錯誤，我們犯不著拿自己的身體去冒險啊！

信不信由你，好油能幫你減肥

最新的醫學研究結果，發現吃好油是可以減肥防癌的，睡前吃對宵夜減肥更有效，營養素中最優質的蛋白質，卻是造成身體酸化的最大元凶。常常做愛，回春抗老防憂鬱。喝太多白開水，有可能造成「水中毒」。咖啡護腦茶葉防癌，還能防止骨質疏鬆強化記憶。至於跑步爬山，那是折損關節的最佳捷徑啦。抽菸激發靈感創意，那是鬼話，但是酒精可以保護心臟，更是最好的春藥。

飯前喝十五西西的好油，是個減肥最新的方法。好油不但可以自然降低食慾，還能清除對健康有害的低密度膽固醇（LDL），提高好的高密度膽固醇（HDL）。雖然每一西西的油會產生九大卡熱量，但產生的二氧化碳卻最少。二氧化碳是人體產生最大量的毒素，很多肥胖的人，就是因為紅血球中催化二氧化碳與水結合的酵素效率不好，無法有效的排出二氧化碳，而使身體酸化及水腫。身體一旦酸化，老化、癌症、感染、中風、肥胖、關節損傷，就輪流來報到了。因此先不要把食油和身上的肥油畫上等號，學會當個「食油大亨」才夠水準。下面這張表所列的數據，如果要秀一下肚子裏多有「油」的時候，可以派上用場。

揪出反式脂肪

但有一種要老命的油，雖然不在表格之內，活在速食的現代，大家不能不明白——反式脂肪（Trans Fat）。為了讓食物耐高溫，不變質，吃起來更酥脆，植物油經過氫化後會產生這種成分。反式脂肪會增加LDL，是傷害心臟血管的狠角色。美國二〇〇六年所訂的飲食指南，每天吃下肚的反式脂肪要低於總熱量的百分之一以下才安全。所以，男人每天攝取不超過二十

好油排行榜

	1 苦茶油	2 橄欖油	3 菜仔油	棕櫚油	雞油	豬油	牛油	芝麻油	花生油	玉米油	奶油	葵花油	沙拉油	紅花仔油	葡萄籽油	椰子油
飽和脂肪酸(%)	10.5	15.3	7.9	35.8	34.5	39.3	54.2	15.6	20.8	13.9	73	11.8	15.7	11.2	8	90.2
單元不飽和脂肪酸(%)	82.5	75.3	64.2	49.1	46.8	44.5	43.7	40.7	40.5	26.5	24.4	23.3	22.7	18.4	16	8.1
多元不飽和脂肪酸(%)	7.0	9.4	27.9	15.1	18.3	16.2	2.1	43.7	36.7	59.6	2.6	64.9	61.6	70.4	72	1.7

※單元不飽和脂肪酸越多的就是好油，所以我已為大家把排名列好了，下回再上街買油，心裏就有譜了。

公克，女人不超過十八公克。我這樣說大家一定還是不明白，還好現在很多廠商會在成分中標示是否含有反式脂肪，中文的說明如下：氫化植物油、精製植物油、植物性乳化油、植物性酥油、純植物性奶油、人造奶油和乳瑪琳。英文標示如下：Trans Fat Shortening、Hydrogenated、Margarine。如果逛賣場還得帶著放大鏡看成分標示，實在很喪氣！而**我的建議非常簡單，買對了好油，喝茶喝豆漿，和補充維他命E，就能對抗反式脂肪造反了。**

看了上面的「好油排行榜」，想要換油了嗎？我深信若不是現在有病在身，百分之九十的人都會認為，先把家裏還剩下的油吃完了再換吧，反正排名第十名的玉米油，或是第十三名的沙拉油，吃進肚裏都不是一年半載了，何必又急在這一時？

說得對！增進健康，或是摧毀自己，都不是一時半刻的事，但是想要成功的人，必定是個有眼光又肯行動的人啊！

好油第一名：苦茶油

排名第一的苦茶油是來自油茶樹的種子，每年下半年白露節氣一過，就是採收的季節。因為來源有限產期不長，所以市面上並不普遍，如果想為健康加油，非要買一瓶來嚐嚐，我就先告訴各位如何判斷品質的好壞。精純的苦茶油呈清澈的金黃色，瓶底沒有任何沉澱或雜質，搖晃油瓶時只會產生氣泡薄膜而不是大量的氣泡，如果混合了其他的油，大量的氣泡就是最好的證據。

千萬不要因為好油難尋就一次買太多，因為苦茶油的單元不飽和脂肪酸在半年後會加速的分解，而減少其中的部分營養。如果千辛萬苦弄到一瓶好油在手，請注意：

1 半年之內一定要用完。否則一口氣喝乾。

2 避光日曬保持乾燥陰涼，千萬不要放在爐火旁邊。

3 使用過的油，不要再倒入新油當中，以免加速氧化。

4 舉凡熱炒涼拌生菜沙拉，都能派上用場，唯獨不適合高溫油炸。

5 婦女產後坐月子，如果體質燥熱者，可以用苦茶油代替麻油，才不會有口乾舌燥、大便乾硬、皮膚出油、腹脹氣燥的現象。

6 苦茶油可直接用來護髮美膚抹唇，預防乾裂不適。

7 開刀後食補，可以防止傷口緊繃減少疼痛，加速癒合康復。

加油，別忘了第二名的橄欖油

當真找不到天下第一好油，挑第二名的橄欖油也很棒！它最大的優點是冷熱皆宜，熱炒涼拌高溫油炸，一瓶闖蕩廚房。

而且不容易產生油煙，可以保護下廚為家奉獻的偉人，不得肺癌。

油煙不多廚房的油垢就不多，讓偶爾幫忙刷洗的好人，輕鬆愉快。

至於要分出好歹，可以看標籤分等級：

- Virgin Olive Oil，**是最精純的好油**，當然也最貴，一分錢一分貨的道理，千古皆然。
- Refined Olive Oil，**這是純油比例約只有百分之五的橄欖油**，如果買得到也很好。

橄欖油的使用方法

至於使用方法，西班牙橄欖油協會有些非常好用的建議：

1 食材下鍋之前先用油浸泡，可以讓香味口感更豐富。

2 煎炒時用橄欖油可以減少洋蔥的辛辣刺鼻味，也能降低番茄的酸味。

3 煮飯時加一點橄欖油，米飯更香Q飽滿。

4 每餐飯前喝十五西西（一湯匙）的油，可以降低食慾，快速減肥。

5 直接用麵包沾橄欖油，是最簡單卻健康的吃法。

6 用來卸妝，清潔徹底又能滋潤皮膚。

7 護膚護髮護唇，防止老化細紋。

8 兩滴玫瑰精油加上十西西橄欖油，可以SPA舒壓。

美國哈佛大學與希臘雅典大學的研究結果，每日一餐吃橄欖油，可以減少百分之二十五的乳癌發病率，如果三餐都吃，可預防百分之五十發病率。橄欖油也能舒緩胃發炎和潰瘍，促進膽汁分泌，膽囊收縮，防止膽囊發炎和膽結石。另外，增加腸道蠕動就能治療慢性便祕，預防腸癌。而橄欖油的脂肪酸Omega-3和omega-6的比值為一比四，與母乳相似，是小孩大腦發育的關鍵性要素。單元不飽和脂肪酸能增加鈣質的吸收，預防骨質疏鬆症。

現在，你是否下定決心換油了？

立刻行動，為你加油！

五百分健康便利貼

飯前喝十五西西的好油，是個減肥最新的方法。好油不但可以自然降低食慾，還能清除對健康有害的低密度膽固醇（LDL），提高好的高密度膽固醇（HDL）。

1-6

就營養和口感來說，水果大勝蔬菜！

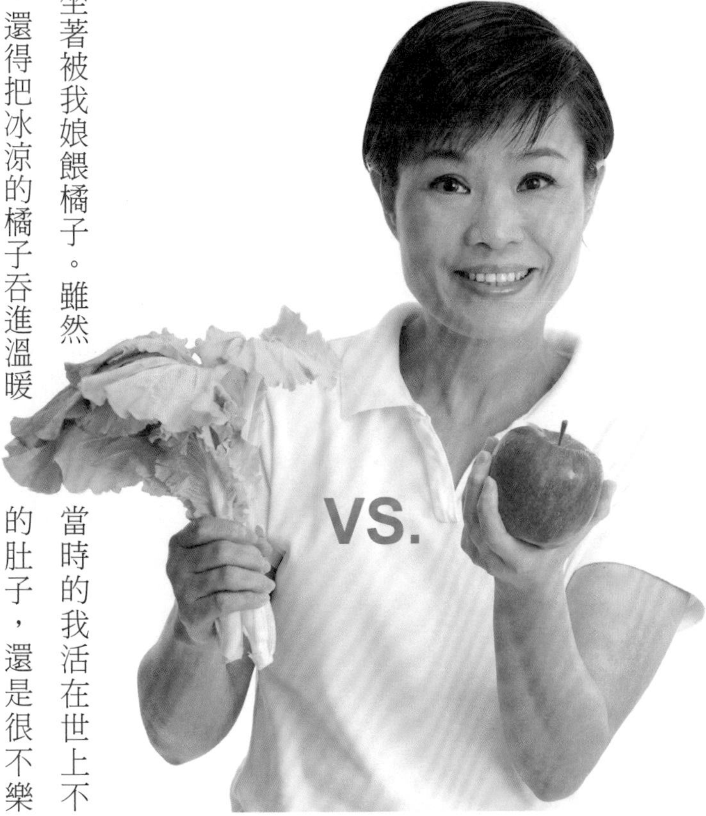

我三歲多的時候，有個冬夜乖乖的坐著被我娘餵橘子。雖然當時的我活在世上不過一千一百多天，但是對於寒冷的冬天，還得把冰涼的橘子吞進溫暖的肚子，還是很不樂意的。我娘塞給我一片橘子之後，就手心朝上得等我還她幾粒橘子籽。

三歲多的娃娃吃東西能多有效率？我娘不時提醒我「不可以含著不嚼呀！」最後一片我吃得一乾二淨——連籽兒都下肚了。我娘當時盯著空無一籽的手心，非常慎重的預告了我的未來：

「你把籽籽吞下去，明天早上起床，你的頭上就會長橘子哦！」我一夜好眠，絲毫不惶恐，一味高興著：既然我是一棵橘子樹，那就再也不用吃橘子啦。其實父母恐嚇小孩的結果，百分之九十不能如意。因為孩子的天馬行空就是一種天真無邪，而父母的威脅利誘只是一種自以為是。

如今我已到了知天命之年，非但沒有頭上結滿了橘子，還可以詳細的說明，為什麼要吃橘子？每次和朋友聚餐，逛了一圈餐檯回來以後，坐下來大家的菜色都一樣——一大盤尖尖的生菜。我面對眼前這些吃草的小羊小兔，接受他們的質問：「你怎麼先喝湯？」「你都先吃甜點啊？」「你開始吃主菜啦？」有多餓吃多少，我只是很「自然」的吃飯而已呀！我自然的吃自然的喝，同時也自然的健康。

水果PK蔬菜 誰是健康贏家？

所以我想奉勸各位，很多事情做得太矯情，一定會影響自己的心情。雖然水果、蔬菜有益健康，是天經地義的自然，但是真要比較起來還是高下立見。古代的道家術士利用吃水果來修煉，是水果優於蔬菜最早的證據。我們就算無法成仙成佛得修成正果，至少可以參透六點玄機，為什麼要多吃水果？

1 水果的香氣遠遠大於蔬菜

因為像松烯、多酚這些防癌抗老的成分，都是水果含量較多。另外香味可以讓人心情愉快，抗壓解愁遠離憂鬱，是現代人共同的願望。把香噴噴的水果吃下肚，一定比光用聞的芳香療法更有效。

2 水果以生食居多，營養流失少

蔬果中的多酚和維他命C都怕高溫，除了常被當成水果的番茄有熟食的必要，其他全部可以生吃，少了「水深火熱」這一道程序的摧殘，水果第二回合又贏了！

3 水果食療方法多

老佛爺慈禧太后，比我們更早實踐利用水果作為食療的方法。如今「藥食同源」的道理大家都懂，比如水梨潤肺止咳又護嗓，解熱保肝固元氣。把橘子皮晒乾的「陳皮」，可以化痰開胃中和胃酸及治療皮膚病。西瓜白做的「西瓜霜」專治口腔發炎、扁桃腺腫。而西瓜白中的瓜胺酸及精胺酸是壯陽的寶物，同時也能治療糖尿病腎臟病、利尿解酒，這就是中藥裏有名的方劑「天生白虎湯」。鳳梨抗血栓助消化，還能減輕發炎的腫脹和疼痛。

4 炒菜必須加油放鹽，點火消耗能源

這些多餘的鹽和油，多付的瓦斯或電費，水果通通幫你省下來。

5 水果比蔬菜有更多的皮和殼，受到蟲害農藥的污染都會大幅減少

談到農藥殘留，大家不覺得水果平整光滑的外型，比枝葉錯落的蔬菜好洗多了嗎？這回，還

能保肝又省水。

6 水果味道比蔬菜甜美

大部分的孩子都會因為水果的甜味香氣，而欣然接受爸媽的指令。飯桌上為了一句「不吃青菜長不高」而革命，「不吃青菜去罰站」而生氣，不是太不值得了嗎？天倫之樂，價值無限。

五個方法，選個好水果

至於何謂善果？怎麼吃才有好結果？

1 顏色越鮮豔，香味越濃郁的，健康效果愈強

哈密瓜的英文是Musk melon，這幾乎是香味最強烈的水果，而Musk是麝香的意思。至於令人「流連忘返」的榴槤是臭還是香，就由各人的鼻子自己決定吧！

2 儘量保留皮根莖籽，因為其中所含的植化素最多

這些五顏六色的成分，的確可以讓我們的人生變成彩色。但是這些超級有用的部分，都超級難吃，所以打汁是個可以考慮的方法。但我不認為打得越細營養越好，因為保留的纖維越粗糙，通便降血脂的效果才會越好。

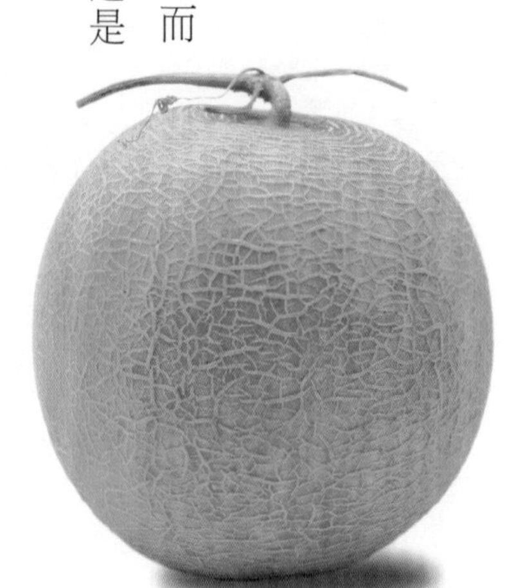

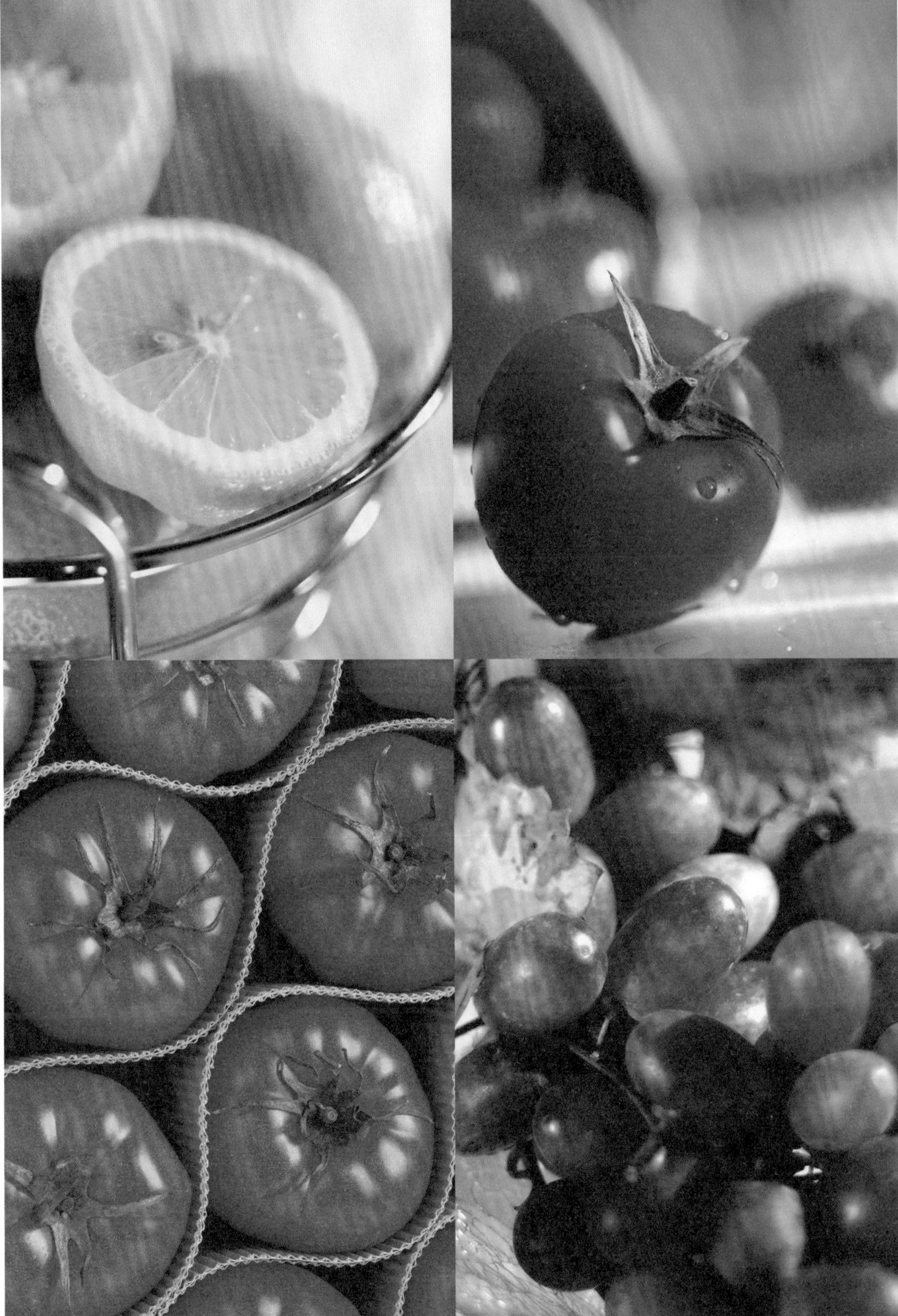

3 乾燥的蔬果乾，能應付颱風過後的漲價，平日一定要有準備

這是非常時期的生存之道。

4 維他命C多多的水果報你知

產於四川貴州廣西的刺梨，每一百公克含維他命C二千五百毫克(mg)，是水果當中的美白之王。但是刺梨酸得齜牙咧嘴，澀得口歪眼斜，何況不是我們的本地水果，還是放棄吧。**其實，只要夠香夠甜同時又是當令的水果都是最棒的。**

5 每天儘量吃足紅、紫、金黃、深綠、深藍等五種顏色的蔬果

這和中醫所謂的「五色分屬五行五臟」，非常相近。如果不夠「色」，也不用太介意，今天沒有藍，明天可以補，今天多吃綠，明天配紫紅。

不管飯藍還是飯綠，只要不當飯桶就好。

選水果「藥」不得！

噴農藥除蟲，我們當然會擔心吃農藥除命。其實農藥都有半衰期，在一定時日後藥效就消失。除此，風吹雨淋日曬對農藥的失效也有影響。我們只想跟菜蟲搶菜吃，絕不願意代替蟲蟲吃農藥。所以提拱一些不吃藥的技術：

1 **選擇在地當令的蔬果，環保健康又愛國**。因此現在正夯的越南木鱉果，歐美進口的黑加侖（黑

醋栗），來自廣西的刺梨，我是不會替它們說好話的啦！

2 **用鹽水不能解決農藥的殘留，**只會讓蔬果脫水。用清水沖洗就好。

3 **蔬果清洗乾淨後再去皮切塊，**否則蔬果被切開的斷面，反而會被農藥滲入。哪怕是皮不能吃的水果，最好還是洗過再剝，手才不會接觸到果皮上的農藥。

4 **泡水的時間不要超過二十分鐘，**才不會讓維他命C流失。否則我們會很難取捨，是要喝那盆有維他命C的自來水，還是要吃被水泡得「殘花敗柳」的蔬果呢？

5 **表面凹凸顆粒皺摺的蔬果，就要準備一支牙刷來對付，**比如苦瓜、黃瓜、蘿蔔、哈密瓜……，但不必擠牙膏。

6 **選擇有農委會認證，有農產履歷，或有口碑的店家，都會安全一點。**最安全的方法是什麼？每天把看電視的精力拿來種菜吧，現在已有不少「陽台即菜園」的養生家庭了。

葡萄柚和苜蓿芽少吃

葡萄柚含有柚皮苷（Nargin）**，這會干擾肝臟解毒的作用。**服藥時不能配葡萄柚汁，是因為呋喃糖香豆素（Furanno-Coumarin）會影響小腸內CYP3A的活動，而加重藥物的吸收。這是我唯一發現的惡果，若有得罪，情非得已。

苜蓿芽含有刀豆胺基酸（Canavin），不利於蛋白質的吸收。另外出血性的大腸桿菌容易污染苜蓿芽，所引起的出血性腸炎，不是開玩笑的。也把它剔除在好菜之外吧。

蔬果可內服可外用，但千萬不要拿檸檬敷臉！因為檸檬會增加百分之二十的吸光率，那就越敷越黑了。吃了九層塔芹菜香菜，也可以變成「歐巴馬」哦。

感謝老天！給了我們風——傳遞，
給了我們雨——滋潤，
給了我們草——賞心，
給了我們花——悅目，
給了我們樹——守護，
給了我們果——分享，
給了我們生——開始，
給了我們老——互助，
給了我們病——體驗，
給了我們死——收成。

人生這齣戲，我們認真表演。

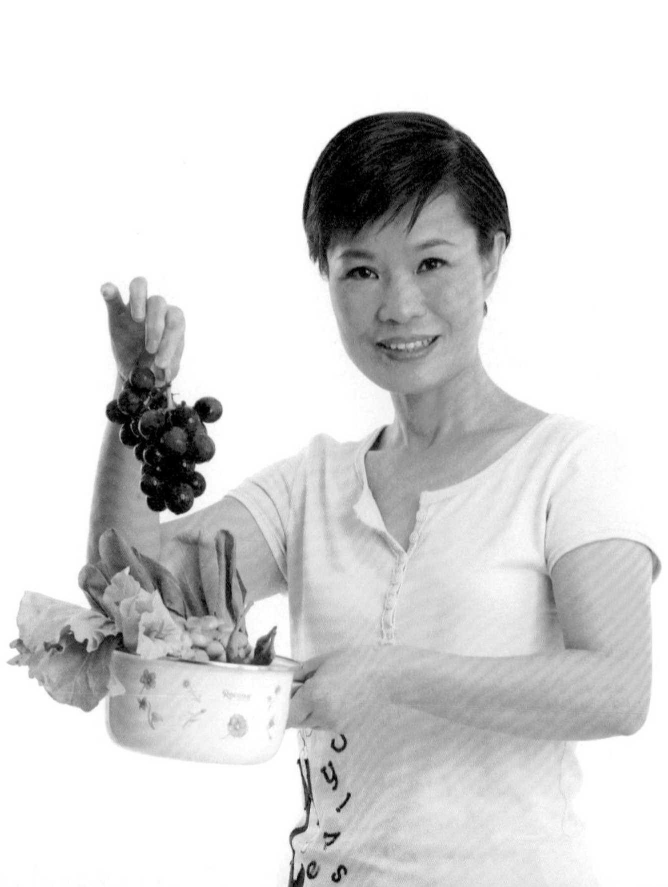

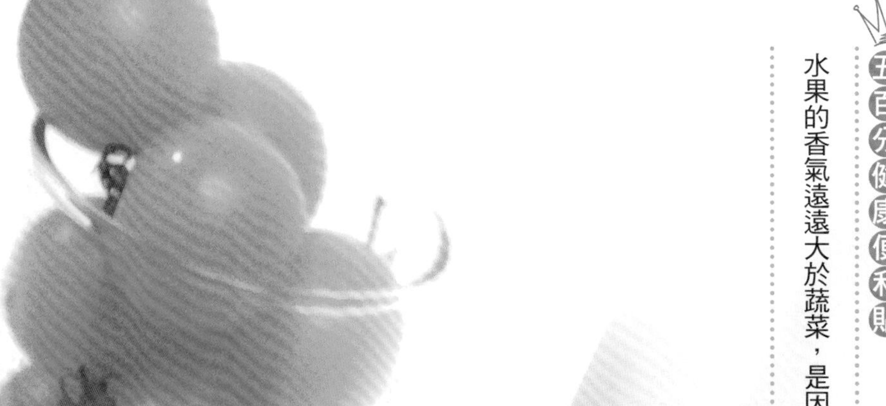

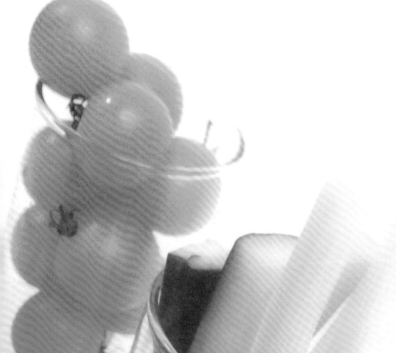

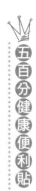

五百分健康便利貼

水果的香氣遠遠大於蔬菜，是因為松烯、多酚這些防癌抗老的成分，都是水果含量較多。

1-7

餐桌上，不能沒有海鮮！

吃生蠔，是高檔的豪華大餐。
大閘蟹，是秋天最美的消遣。
烤魷魚，是磨牙最好的零食。
烏魚子，是齒頰留香的小菜。
蚵仔煎，是夜市最多的小吃。

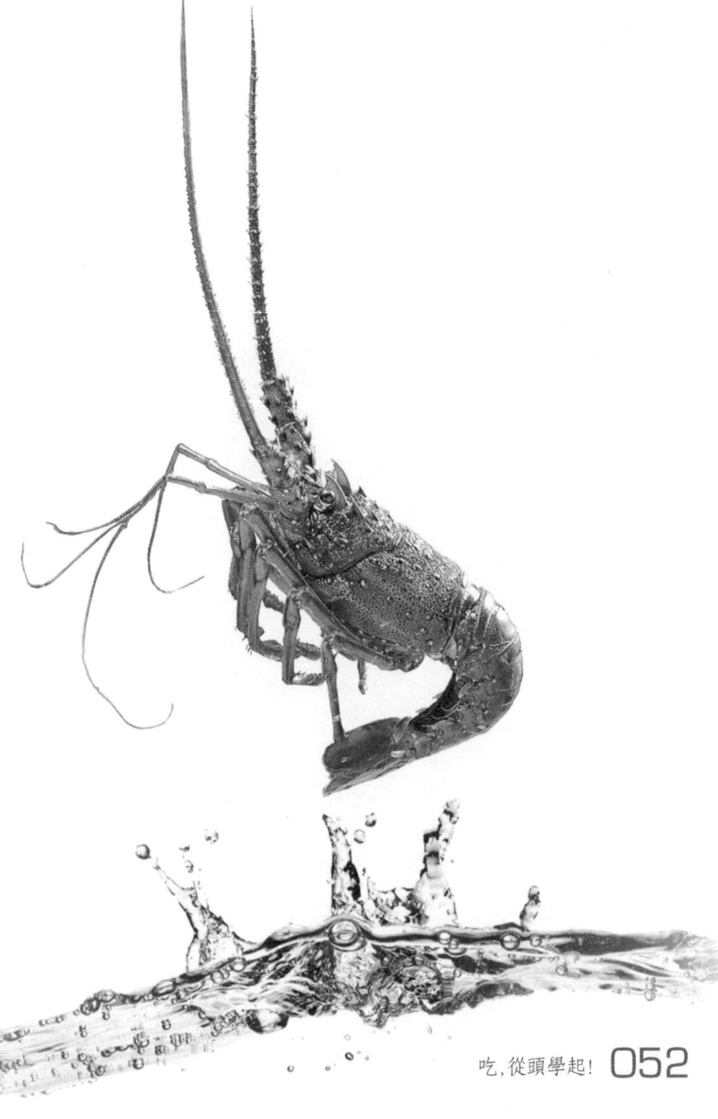

這些數也數不完的海鮮，幾乎都上了膽固醇太高的排行榜。大家一邊流著口水，一邊研究到底是少吃保命，還是「呷乎細」的不要命。對於我們這些島國居民來說，台灣不論東西南北都能看見美食在水裏游，卻只能遠觀而不可下肚，實在是非常折磨人。

往往都是因病忌口的時候特別有胃口啊！

忌吃海鮮？先修正自己的腦袋

與其等待我們的衛生署，修正醫院裡發給病人的膽固醇含量表，我們不如先修正自己的腦袋吧。

但是，膽固醇是全民公敵啊！

尋找愛人，我們希望「三高」。

男人優秀，先看體重和身高，二比學歷高不高，再看薪水袋放在桌上的厚度夠不夠高。

女人嫵媚，胸脯挺得高不高，屁股翹得高不高，帶出門別人嫉妒抓狂的指數夠不夠高。

不管爸媽把我們製造成無懈可擊的精品，或是尚有改良空間的加工品，最重要的是我們闖蕩人間，生在紅塵不能沒有人品！你挑人，人選你，青春有限健康無價，還是愛護自己的皮囊比較實際吧。

除了因為膽固醇這個恐怖分子以外，我們不太敢吃海鮮的原因，還有農民曆上老祖宗的經驗傳承。「食物相剋中毒圖解」中，吃海鮮中毒的最多，高達二十九種，其中包含蛤、蝦、毛蟹、鯰魚、鯽魚、鰹魚、鱔魚、牡蠣、田螺、河豚和生魚片。這些「中毒」的症狀，除了河豚會致死以外，其他都是上吐下瀉或發燒發癢。而這些症狀用現代醫學的詞彙來解釋，就是過敏。

這些「中毒資料」始自何時已不可考，但可以確定的是這些「中毒事件」，都發生在沒有現代化的食物保存殺菌和加工技術之前。簡單的說法就是沒有冰箱啦！因此「講古」並不適合討論醫學。

海鮮營養的真相

現在有比漁夫更多的專家，證明海鮮的好處：

1 瞧瞧強壯的愛斯基摩人

愛斯基摩人完全沒有水果蔬菜可吃（很可能也沒吃過），為了禦寒必須補充超大量的油脂，他們卻很少發生心血管疾病，主因就是他們的主食——海鮮。魚油之所以是這麼夯的保健食品，愛斯基摩人功不可沒。身在冰天雪地的北極，什麼食物是他們的最愛呢？——蛆！梅花是越冷越開花，蛆當然是越冷越難活。因此他們款待貴賓時，最上等的菜就是「蛆」。好險我不住在北極，因為我不喜歡吃會動的通心粉啦。

2 鮪魚、鱒魚、鮭魚、鰹魚、青花魚、青背魚、秋刀魚、沙丁魚這些紅色肉的魚，含有的DHA和

EPA都比白肉魚豐富

DHA、EPA除了降低LDL、中性脂肪，預防血栓及老年痴呆，抗發炎抗憂鬱，幫助腦部發育之外，最主要還能防癌及防止癌症轉移。要得到百分之百的DHA最好是吃生魚片，因為魚經過油炸，DHA就減少百分之五十至六十，烤魚會流失百分之八十，如果煮魚湯，湯一定要喝掉才能吸收DHA。

3 所有的貝類都有保肝的牛磺酸和肝糖，但是以熟食為宜

記住！尤其不要生吃淡水貝類，比如蜆，螺，都容易被寄生蟲寄生，吃了比不吃還糟。

4 選擇有殼的海鮮，比較不會遭到環境污染

魚皮、魚腮、魚鰾一定要去除，這些是重金屬最容易殘留的部位。但是烏賊的墨汁絕對不能丟，因為墨汁當中的粘多醣·Peptide複合體，是另一種防癌的武器。現在坊間有很多墨汁料理，都是因此而來。

5 貝類還含有精胺酸，這是性賀爾蒙形成的原料之一

另外核苷酸可以增加精力，因此多吃貝類，的確可以壯陽助

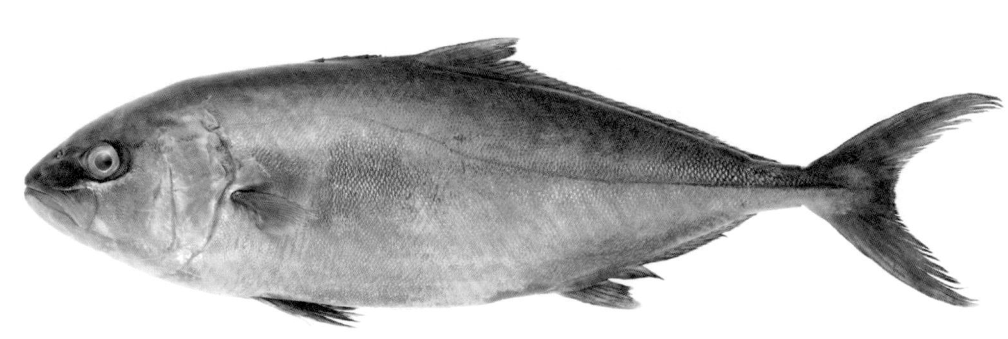

性。除非經過嚴格的挑選，否則生蠔不見得可以生吃。另一個不吃的原因是生蠔的價格太不「親民」，我們這些市井小民，可以吃生蠔裡的瘦子——蚵，也一樣好吃哦！

6 吃魚眼可補眼，是真的！

魚的眼睛有豐富的維他命A及B_1，可以保護人的眼睛及安定情緒，尤其是鯉魚的眼睛最有效。多吃點魚眼睛，人生才不會太瞎。

7 吃海鮮不會過敏

所有海鮮只要夠鮮，就不必怕過敏。另外，像海蜇皮、海參的營養價值都很低，吃吃好玩就好。

8 基於「魚道」，請求大家拒吃鯨魚、海豚和魚翅

拜託！拜託！如果捕到的魚是「愛麗兒」，更不能吃，趕快放她回家找爸爸，因為她是美人魚。

在不能吃全素達到世界和平之前，吃海鮮，還是比較仁慈的。

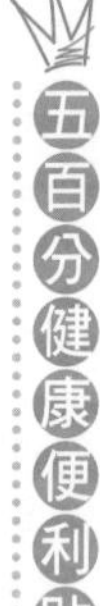

鮪魚、鱒魚、鮭魚、鰹魚、青花魚、青背魚、秋刀魚、沙丁魚這些紅色肉的魚，含有的DHA和EPA都比白肉魚豐富。

1-8

不用再有罪惡感，吃糖其實不荒唐！

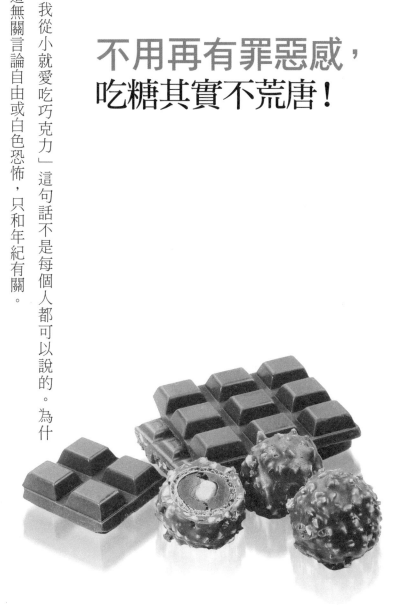

「我從小就愛吃巧克力」這句話不是每個人都可以說的。為什麼？這無關言論自由或白色恐怖，只和年紀有關。

如果我對朋友們說了這句香甜的話，只會挨罵討打。因為，「我這個年代」，巧克力是有錢人的象徵，「愛吃巧克力」比起現在拎個機車包的行徑更「機車」。我的爹媽都是文盲，所以他們每天都很忙，為了最基本的生活奔忙怎麼可能吃得起這種「機車糖」？「我這個年代」的朋友們一定

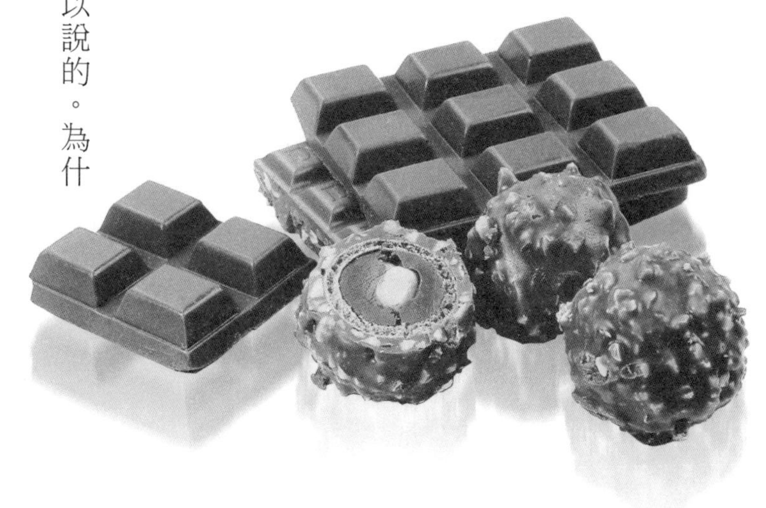

不會忘記「白雪公主泡泡糖」，這種糖真的糖如其名的實在，嚼著嚼著別說吹個泡泡耍帥，一會兒功夫這原本應該很耐嚼的糖，就像白雪一樣的在嘴裡憑空消失啦！各位沒吃過泡泡糖會自動不見的年輕朋友，有沒有很羨慕我們這些身歷「奇」境的長輩呀？

經歷過貧困，大部分的人很惜福，但也有人變得更貪心。也唯有碰上生病，才會反省自虐的不應該。何謂「自虐」？符合健康管理的「三少三多」：少糖少鹽少油，多喝水多纖維多運動，這是現代人的求生口號。但我認為「三少」落實得越好的人越自虐。我們該學會「好糖好鹽好油」這些技巧才能活得好。

沒有糖，後果可嚴重了

「會吵的孩子有糖吃」，「吃糖會蛀牙」，「吃太甜會糖尿病」，「甜食令人老化變胖」，真不知道糖是做了什麼「好事」，把大家都得罪了。雖然我不是螞蟻，但我一定要為糖挺身而出說幾句真話。

口腔牙菌斑，不仔細刷牙，不用牙線，才是蛀牙的原因好唄？一口好牙一定得下功夫照顧，自己懶惰又「苔哥」，還讓糖來揹黑鍋。嘖！

不管是第一型還是第二型糖尿病，都是因為體內代謝糖份的胰島素不足所造成，而胰臟是分泌胰島素的器官。這冤有頭債有主，我們不該在家裏叫罵為什麼停水，應該搞清楚水塔沒水的原因才對。糖，一定是沒給胰臟保護費，才又被找碴。

人體會老化肥胖的主因是體質酸化及氧化，酸化的成因是來自於食物消化分解後所產生的二氧化碳，只要吃的東西不要產生太多的二氧化碳，就能慢老不胖。依據這種原則來排列食物的好壞，那麼脂肪第一名，碳水化合物第二好，蛋白質最糟糕。吃多了肉放的屁簡直就是殺蟲劑。

至於會吵的小孩絕對不是為了糖果，最有可能他吵著要買的東西是玩具。在百貨公司地板上打滾耍賴的孩子，都嘛是在玩具專櫃前表演。那有哭得一身汗滾得一身髒，只為了一支棒棒糖的笨小孩?!

先不說不吃糖的不容易快樂，沒有糖第一個報銷的就是大腦，第二個罷工的就是肝臟。只要禁

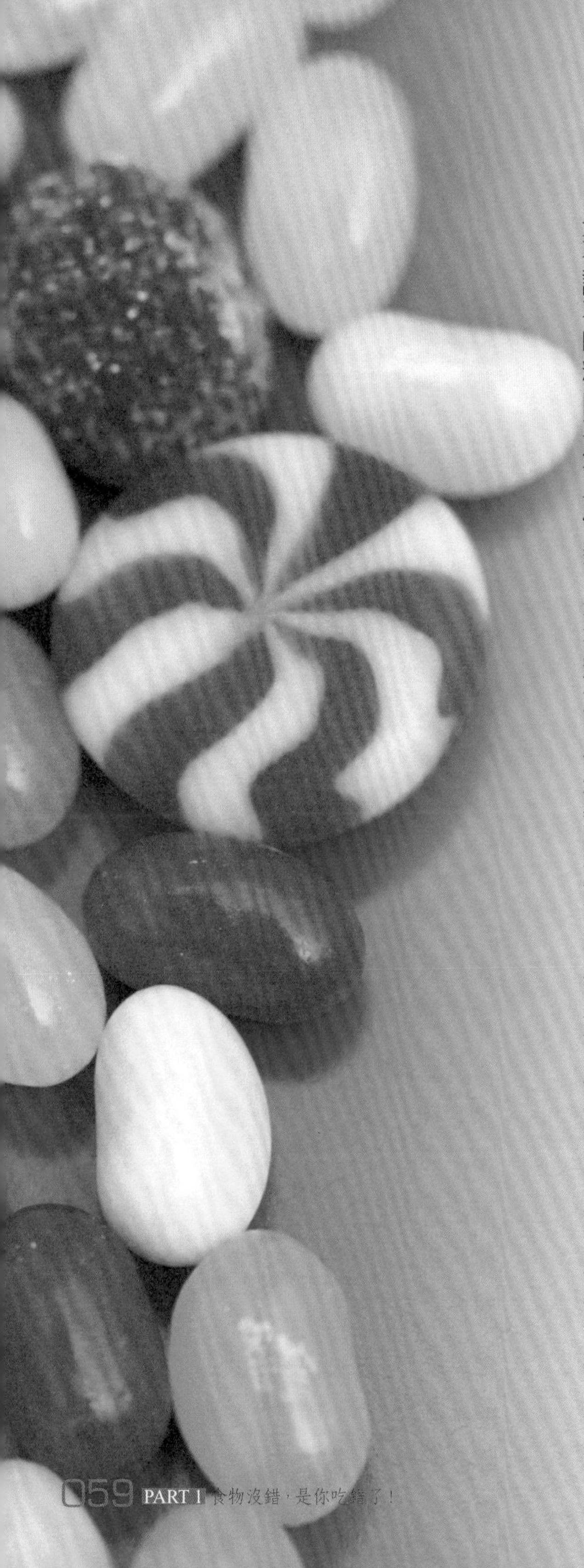

食十二小時，肝臟裏的肝糖就會用完，肝臟停電的後果讓我想到一句成語——肝腦塗地，下一句我接——死得很慘！

對於糖尿病人而言，血糖太低會引起血管壁長期發炎，不吃糖更是不要命的行為！

當然，各位看這本書最主要的目的，就是想知道吃什麼糖才不「荒唐」，是吧？

黑巧克力讓你心情好、身材好

我大力用力努力盡力的推薦巧克力糖！

我們不必上巧克力這二千年來演變的歷史課，吃巧克力是為了健康，不是為了考試。但是在口裏含著巧克力的時刻，還能對情人「落」幾句巧克力的典故，加幾句醫學的專有名詞，那可就酷斃啦！

1 **第一個發現可可樹可以作提神飲料的，是墨西哥的奧爾梅克人。**但是把可可亞做成巧克力的高手，是阿茲提克人。十五世紀西班牙人入侵中美洲，殘殺阿茲提克人搶走他們的智慧結晶，才有了今天的巧克力。

2 **巧克力含有大量的多酚，因此一等一的好。**苯乙胺醇又稱黃烷醇（Phenylethy-lamine），這是令人心情愉快，性趣盎然的成分。色胺酸（Trypophen），安神抗壓的推手。最獨特的是Anandamide，源自梵文的「極樂」，這種成分的作用跟印度大麻THC相同。吃巧克力讓人心情喜悅，但不犯法，不是很棒嗎？

3 飯前飯後各吃二片黑巧克力，可以減少食物中脂肪的吸收，這也可以拿來減肥吔！

4 好的巧克力先看濃度再看外形。純度百分之七十以上的黑巧克力最養生，外表有白粉狀的製造技術不好。至於價錢，不要吃了「心痛」就好。

5 平常多吃黑棗、紅棗、椰棗、枸杞、黑糖、紅糖、楓糖，是另一種中醫學上的好糖，可以和巧克力輪流養生。

不必等情人節，不必等人送禮，走！我們去買糖吧。

五百分健康便利貼

先不說不吃糖的不容易快樂，沒有糖第一個報銷的就是大腦，第二個罷工的就是肝臟。

1-9

菇藻同台，打造無敵免疫力！

這個篇章要來介紹兩個超級健康食物——香菇和海藻，我簡稱為「菇藻」，不是「姑嫂」喔。連續劇中常有姑嫂不和，妯娌不睦，婆媳不爽的情況，指的都是女人家的戰爭，女人，真的那麼會吵嗎？

我們女生哪，頂多動口，男生卻經常動手。男女紛爭不息，但是菇藻卻可以聯手打造免疫力。

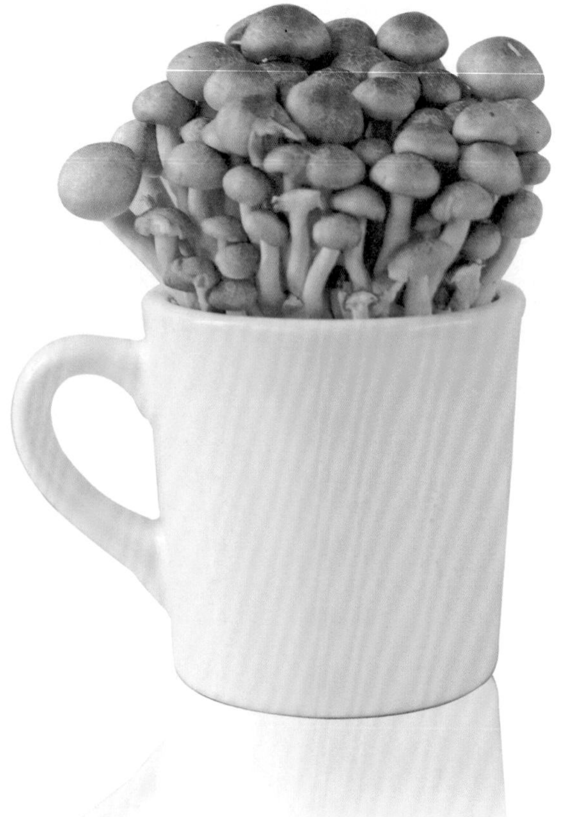

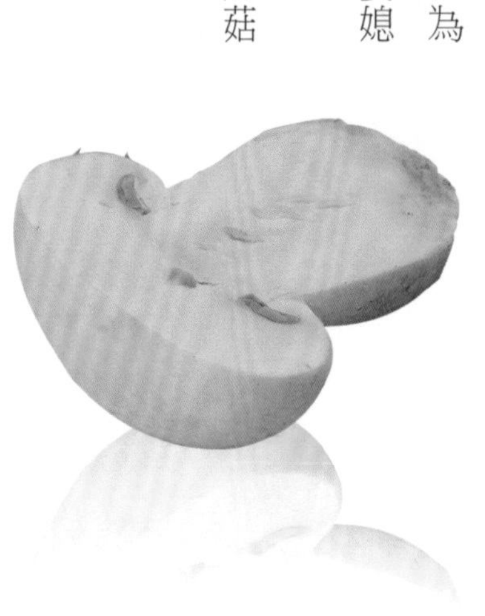

說起日本，這個最愛吃菇的民族，他們的菇，種類最多產量最大而且相關的研究也最多。我一直在思考，他們「ㄍㄨ ㄇㄡ」（龜毛）的個性是否來自於菇？

菇類的優點「鐵證如山」

其實我們台灣也有個菇菇專家，食品工業發展研究所保健用菇計劃的主持人王伯徹博士。不管是誰來研究菇類都不重要，因為菇類的優點「鐵證如山」：抗癌降血脂防便祕強化骨骼，這些話說來真的很沒「梗」，更沒有Fu！我想提供大家一些吃菇的技巧比較實際：

1 直接吃，防癌效果強七倍

日本久金澤大學的池川哲郎教授證明，直接吃菇的抗癌效果比服用萃取物更強七倍。這可以再次證明「便宜也有好貨」的道理。

2 一菇難求，就不算好菇

舞茸抑制癌症的效果最強，姬茸提昇免疫力最夠力，松茸中的MAP（松茸抗腫瘤蛋白）**最多**。但是，如果產量不足而一菇難求，這也不能算好菇。供不應求的時候還要創造財富，「做假」，是唯一的方法。花了錢買到「名稱」而不是「實體」，這就太不識大體了。比如在巴西栽培的巴西磨菇，年產量十噸左右，真正外銷的非常少，為什麼？肥水不落外人田啊。

3 多醣體很脆弱，不要用力搓洗

菇類的多醣體名為β-glucan，舞茸中抑制癌症的多醣體是D-fraction，香菇的是Lentinan，這些成分都會溶於水。所以**菇類不要用力揉搓，不要沖洗太久**。泡過菇類的「洗澡水」，菇類煮的湯，都要喝掉才對。如果擔心多醣體逃跑太多，**用糖水來泡乾香菇，是很好的防堵技巧**。

4 香菇中的多醣體乾燥後會減少，所以鮮香菇比乾香菇好

但是鮮香菇裏的維他命D原（麥角固醇），要經過日曬才能轉變成真正的維他命D。魚與熊掌如何兼得咧？只要把鮮菇吃下肚以後，記得曬二十分鐘太陽就行了。或者，先讓鮮菇去太陽下罰曬三十分鐘，也可以。你和香菇誰曬太陽？猜拳決定吧。

5 儘量吃新鮮菇類不但更有效果，還可以少吃很多防蟲劑及防腐劑。這和青春無敵的女孩不必化粧，是一樣的道理。

6 每天二、三朵的香菇，是不會增加尿酸的，大家就放心的吃吧！

7 每天都能吃到一種菇最好，不必固定菇的種類，否則會吃得很累。

8 菇的傘柄有豐富的木質素能清血脂防便祕，不要丟掉一定要吃掉嘿！

9 洋菇金針菇都容易變黑，所以放冷凍庫保存最保鮮。

海中蔬菜真神奇

除了「不洗澡」，什麼藻都好。

其實「每天洗澡」並不是理所當然的習慣。我小的時候，班上就常有不洗澡的同學，課本上寫著要每天刷牙洗臉，卻沒有強調，洗澡這件事也是每天都得完成的。在醫學上，不必洗澡的理由更多了，乾癢症不但少洗無妨，最好不要用肥皂沐浴乳。有傷口怕感染也可以不洗澡，當然做月子時嚴禁碰水，是所有的產婦都要遵守的紀律。我開刀生產的第二天，先去醫院的美髮部洗頭，回到病房後再仔細的洗個澡，身上粘著消毒用的優碘，就一身「虛弱的味道」，這讓我的身心都不爽，不洗還得了？

我至今仍然忘不了，當我走出浴室，一屋子的產婦和家屬，那種看到「秋瑾」的表情。那另外二個生孩子的女人都想為我拍手，但是更多的婆婆媽媽，卻開始善意的「關切」我。

如今，我沒有「頭風」，沒有「筋骨酸痛」，沒有老花白內障，當然最得意的是，沒有一條妊娠紋。

其實，這些都和洗不洗澡無關，愛洗澡的不一定長命百歲，不洗澡的不見得經常生病。只要沒有防礙到別人的鼻子就好。

但是，從國際級鑑識專家李昌鈺博士，願意為海藻作代言這件大事看來，這種海中的蔬菜有多神奇，就由此可見一斑了。

吃藻的技巧不用找

海洋，本來就是生命之母，除了船隻潛艇魚雷塑膠袋不能當食物，找到這麼多能吃的，實在不足為奇。從第一個研究綠藻（小球藻）的德國人開始，到一九七五年日本成立了「日本綠藻研究所」。一九七六年四月一日起，美國的FDA把綠藻列入慢性胃腸病的治療食品。不管是綠藻、藍藻（螺旋藻）還是引藻，藻類最特殊的功能是，幫助人體代謝因為環境污染所帶來的重金屬，或藥物殘留。其他像抗X防X降XX強化XXX……等，這些好話聽太多次就是廢話了。我還是告訴大家，吃這些藻的時候，技巧要怎麼找：

1 曬乾的海藻更好

不論是野生或養殖，海藻的營養成分都差不多。但是曬乾之後，礦物質會更多一點，所以吃乾燥後的海藻更好。

2 海帶最好川燙後涼拌

因為海帶表面的粘液是藻朊酸（Aliginic Acid），這種可以降膽固醇的成分是不耐熱的，煮沸的時候會溶解，這不只讓

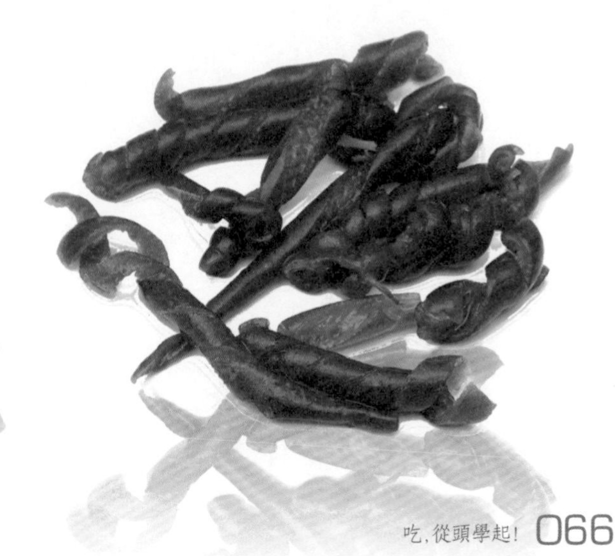

口感變差，也會降低清血的作用。所以海帶最好川燙後涼拌，而不是燉一鍋海帶排骨湯。

3 每天吃八公克的海藻就能防止吸收致癌的物質

以海帶來換算只要五公分長就足夠，海苔片四片即可。

4 甲狀腺功能低下的患者，會反應遲緩，身體肥胖

甲狀腺功能低下的原因之一是缺碘所致，所以想要減重成功活力十足，就乖乖吃海帶吧。這兩種食材的生長環境，雖然很幽暗，但個性倒是挺光明呢！我們也來沾沾光吧。

五百分健康便利貼

直接吃菇的抗癌效果比服用萃取物更強七倍。舞茸抑制癌症的效果最強，姬茸提昇免疫力最夠力。

1-10

綠蘆筍，超級好食物

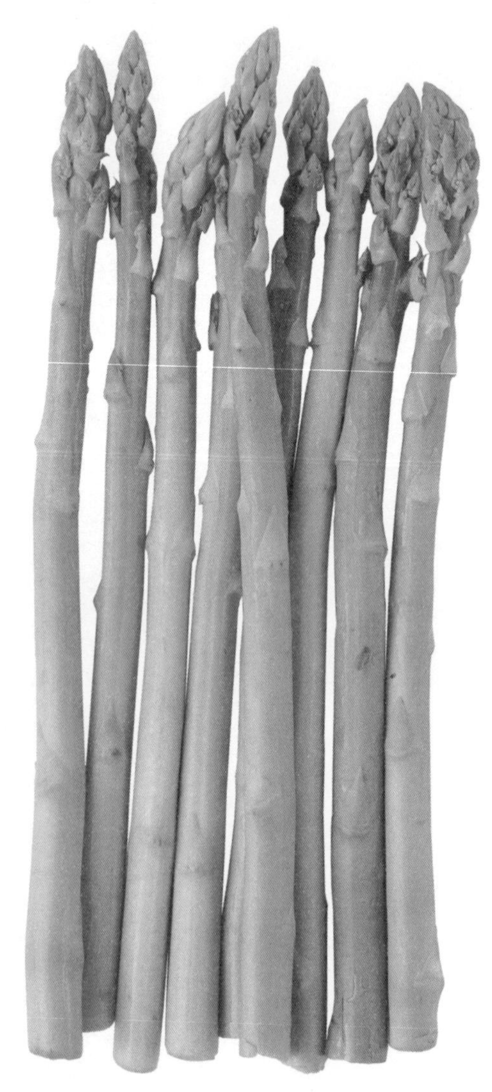

二〇一〇年三月四日的強震，把高鐵整得人仰馬翻，當天列車烏日以南全部停駛，二千四百多名旅客受困在車上。那天我也是高鐵的乘客，非常幸運的我只搭到烏日站，更幸運的，我完全不知道有大地震這件大事。我唯一覺得奇怪的是，當天的列車終點站和起駛站，怎麼都是烏日？另一個不尋常是每節車廂，平均只有兩位乘客。

我坐上車開始吃我的晚餐已經是晚上九點半，早吃晚吃總比沒吃好，對於這一點我是完全不在意的。當我漢堡才吃了一半，列車長的廣播讓我非常介意了，因為第十節車廂有個旅客急需醫療協助。老實說我當天沒帶急救包，手上只剩薯條一包，但我仍然覺得探視一下是我的責任。

等我走到第十車廂，已經有兩個人先我一步。這不是看熱鬧，有人照料就好，因此我轉身不再前進。我回到座位剛坐下不到五分鐘，那位好心的醫生和他太太走過我身邊，醫生說：「馬上就要下車了，不用這麼緊張啊！」原來病人沒事，只是搭車緊張。但是我還是不明白搭高鐵為什麼會緊張？回家上網才恍然大悟。

因為地震大亂了高鐵和台鐵，而我三月六日必須去台南郵局演講，五日下午我去台北車站處理應變南下的交通。那天「北車」的氣氛只有兩個字可以形容——逃難！為了兩個小時的演講，我花了十個小時搭火車，就算坐到屁股開花，還是非常感謝，因為我們不是身在海地或是智利啊！

過年期間我有個朋友的爸爸發現肺部積水，從確定積水的原因是來自胰臟癌的轉移，到他羽化成仙，前後只有四個星期。我在醫學領域中已工作了三十多年，癌症研究和食療養生是我拿手的專業。但我發現，病痛把人打倒的速度越來越快，「人生無常」的意外已經變得「非常」平常。

如果我們可以具備「沒有什麼是不可能的」這種豁達，才能更認真的享受每一日每一刻。

蘆筍提升你的免疫力！

為了瞭解蘆筍的採收，我打電話給台南縣安定鄉農會的供銷部主任王金科，他說：「蘆筍真好，但是不知道要怎麼講啦！」我發現，有個這麼維護鄉親權益的主任，安定鄉又多了一種「特產」嘿！

蘆筍是百合科植物石刁栢的嫩莖，和竹筍一樣是採收它的幼莖當食物。因為栽種方式的不同，**綠蘆筍比白蘆筍更有營養，其中的維他命A含量，綠蘆筍是白蘆筍的二十倍，維他命C是三倍。**其他還有維他命E、葉酸（Folic Acid）、硫化醣胺（Glutathione）和鉀等營養成分：

●**維他命A600ug：**防止夜盲症和視力減退，預防呼吸系統的感染，有助免疫系統功能正常。能保持器官或組織表層的健康，預防癌症。促進成長、強壯骨骼、維持皮膚、頭髮、牙齒、牙床的健康。有助於氣喘、甲狀腺機能亢進症的治療。

缺乏症：乾眼症、夜盲症、乾癢症、過敏症、流鼻血、癌症。長期對脂肪的吸收不良往往會導致缺乏維他命A。

●**維他命E12IU（mg）：**維他命E是一種很重要的血管擴張劑和抗凝血劑，也是幫助懷孕和安胎的重要元素。

它可以延緩老化。供給氧氣，更有耐力。和維他命A一起作用，抵禦空氣污染，保護肺臟。預防血栓，減輕疲勞。局部性外傷的用藥（可透過皮膚被吸收）和內服藥，皆可防止傷痕的殘留。加速灼傷的恢復。降低血壓。防止流產。減經腿抽筋和手足僵硬的情況。降低缺血性心臟病。

●**維他命C100mg：**治療受傷、灼傷、牙齦出血。加速手術後的恢復。降低血液中的膽固醇。預防濾過性病毒和細菌的感染，並增加免疫系統的功能。具有抗癌作用。防止亞硝酸胺（致癌物質）之形成。可治療普通的感冒，並有預防的效果。增加對無機鐵的吸收。減輕過敏症狀，預防壞血病。

缺乏症：壞血病、凝血不良、感冒、貧血。

●**葉酸：**製造紅血球的物質之一。幫助蛋白質的代謝作用。促進胎兒的神經發展。

●**硫化醣胺：**是細胞內的排毒酵素，身體乾乾淨淨自然就健健康康。

●**鉀：**加速血液循環，利尿降低高血壓。

「竹筍炒肉絲」是挨打的代名詞。那麼「蘆筍炒肉絲」應該就是養生的獎賞。感謝天，感謝地，感謝「做田的大家」！為了我們的口，照顧我們的身，延續我們的命，甘苦「嘸底貢」（無處講）。

大家每天只要讓一盤蘆筍上桌，吃下肚子保護自己，就是感謝安定鄉親最實際的方式！

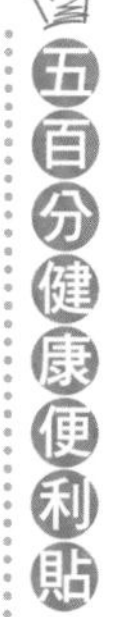

五百分健康便利貼

綠蘆筍比白蘆筍更有營養，其中的維他命A含量，綠蘆筍是白蘆筍的二十倍，維他命C是三倍。

1-11

喝吧！好酒是良藥，也是春藥

十歲那一年的大年初一，早餐桌上最吸引我的是甜酒釀加蛋，這是我們家每到過年才有得吃的美食，一年才一次的機會，我就一連吃上三碗。除了我，其他孩子都沒什麼興趣，雖然一大鍋沒人跟我搶，我娘還是叮嚀我：「不要吃太多哦。」當時只當我娘嘮叨小氣，配著她的話，吃得更開心。吃飽喝足一身新衣，就要準備出門拜年，這可是一年一次正大光明的勒索良機啊！但是，那天連門把都沒摸到，我就躺到床上去了。

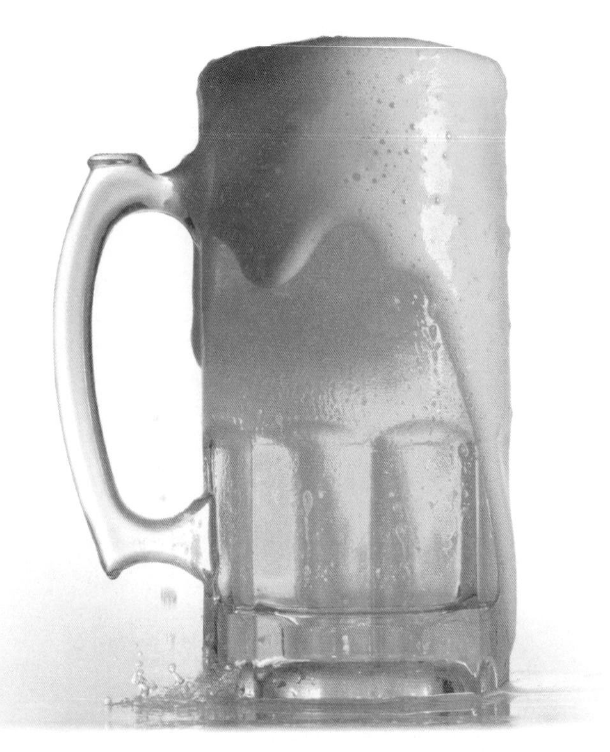

我堅持穿著新衣，倒在床上過新年。外面的鞭炮嬉鬧，都成了我夢境的配樂。最慘的是，大家來看「大年初一一早就喝掛的小ㄚ頭」，居然成了當天街坊鄰居拜年的觀光行程。

不聽老人言，吃虧在過年。喝酒誤事，又添一樁。

莎士比亞的名言：酒能讓人性趣大增，但是過量的酒，卻會讓人失去表演的能力。酒，被現今的醫學界肯定其效用，無庸置疑。只是這個「量」的問題，就大有問題了。

酒含有豐富的植物多酚

所謂的多酚，是一種植物在行光合作用之後，所產生的化學成分的總稱。種類有五千多種，賦予植物顏色氣味，躲過蟲害，對抗環境中的危害，是植物的護身符。對於人體，多酚也無私的幫助我們強化免疫，抗癌防老，平衡賀爾蒙。植物一直任由各種動物為了生存，對它們予取予求，終生奉獻。

所以，植物人應該更正為慷慨犧牲的人。

不只是蔬菜水果，多酚以很多種形式存在於食物中，比如：

- Anthocyanin花青素：茄子、紫蘇、葡萄、紅鳳菜等。
- Isohumulon：啤酒。
- Isoflavone異類黃酮：黃豆。

・Catechin兒茶素：茶葉。

・Tannin丹寧酸：茶葉、咖啡。

・Chlorogenic Acid氯醛酸：咖啡、馬鈴薯。

・Curcumin薑黃素：咖哩。

・Guercetine橡黃素或槲皮黃酮：葡萄、蘋果、洋蔥、火蔥、可可亞。

・Sesamenol芝蔴烯醇：芝蔴。

・Saponin植化皂素：黃豆。

・Shogaol：生薑。

・Theaflarine：紅茶。

・Rutin芸香苷：柑桔類、蕎麥。

酒，百分之百來自於植物，這是植物的另一種重大貢獻。下次再見到花草樹木，最好能夠敬禮致意。

酒，百分之百來自於女人，這一點大概會讓很多男人不服氣吧？以後只要遇見女人，定要請安問好。

做酒的過程稱為「釀造」，這是由「噛」轉化而來的。古人做酒的方法，是把米飯咀嚼後再吐出來做酒，這個嚼飯的工作都是由女人擔任。如果是祭神的酒，一定要由未婚的處女來嚼才夠敬

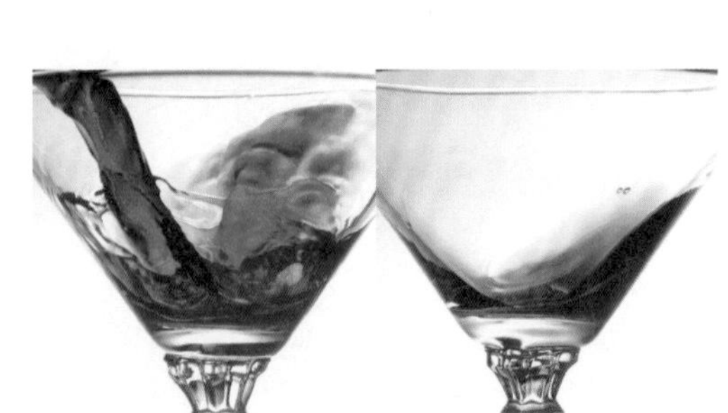

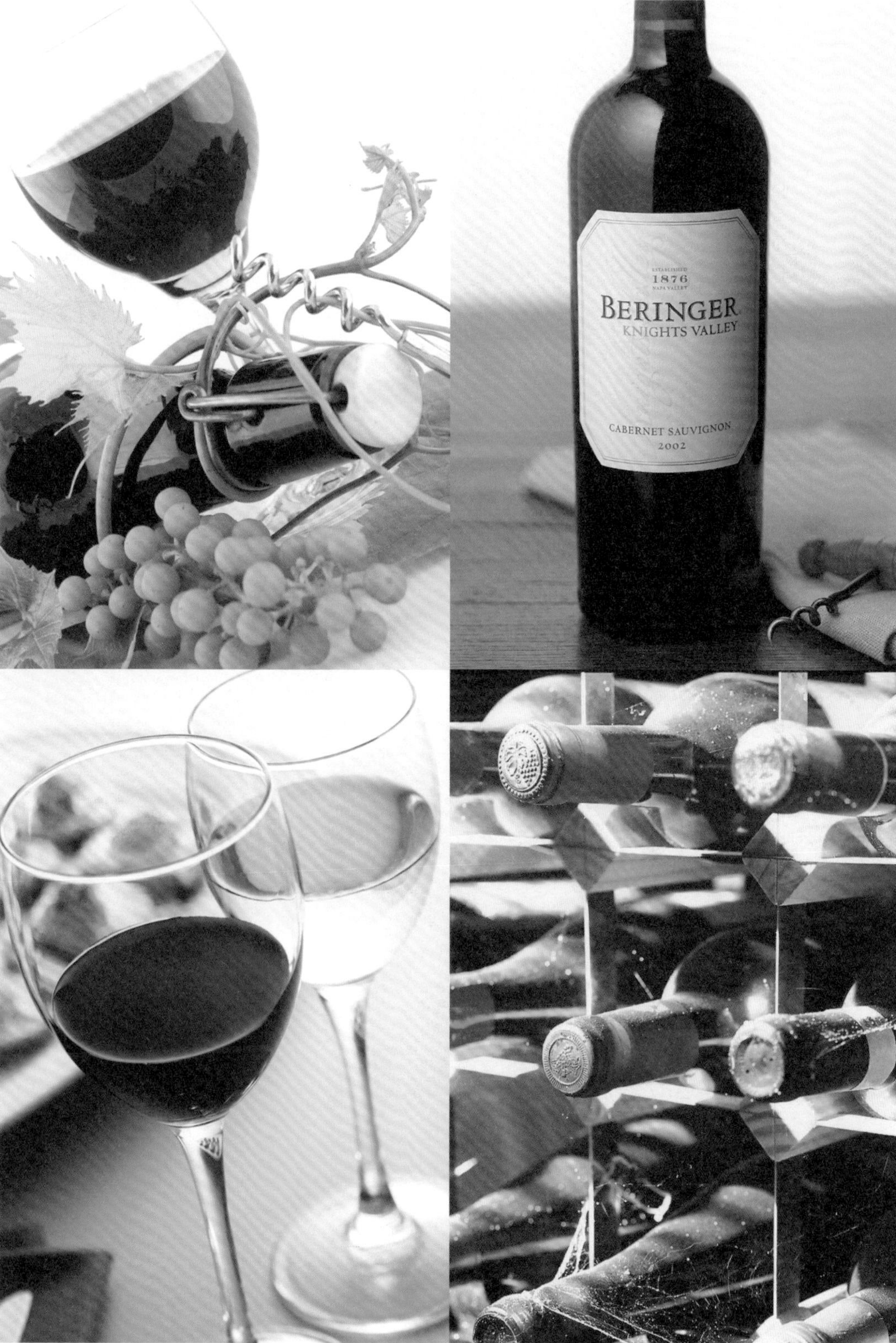
ESTABLISHED
1876
NAPA VALLEY
BERINGER
KNIGHTS VALLEY
CABERNET SAUVIGNON
2002

意。好加在，現在拜神的酒不必再由處女來嚼，否則現在的「破處」年齡越來越低，夠格嚼飯的丫頭如果只有八、九歲的話，這口飯一嚼爛就直接吞下肚，再出來，就不是酒啦！

男人都愛美酒佳人，原來是源自「神性」啊。

喝對酒，健康久久！

很多男生常常問我，喝了酒臉變紅好，還是面不改色比較好？我認為只要不發青泛黑就好。酒精進入人體後，大約百分之九十由肝臟代謝，分解成水及二氧化碳排出體外。百分之五由腎臟，百分之五由肺臟，所以酒測是個客觀的方法。酒的歷史已有五千年，醫學界對酒的相關討論（常常是辯論），實在是火紅得從來不退燒。如今世界衛生組織的心血管疾病技術委員會，已經公開的認同，**每天一至二杯的紅酒可以減少心血管疾病的風險**。膽敢為酒作背書的英雄，是愛爾蘭籍的Samuel Black醫生。一八一九年他發現法國人這麼愛吃肉類、奶油、起司和紅酒，但是和愛爾蘭人一比，罹患心血管疾病的機會卻不多，他的結論就是動搖傳統醫學的「法國傳奇」（French Paradox）。這個成立了一百九十一年的理論，至今依然正確，現在我說喝酒很棒，不過是「附和」而已：

1 酒是百藥之王

一六六〇年荷蘭的西爾必施醫生，把杜松子浸泡在酒精裏，當退燒藥使用，這就是琴酒（Gin）的由來。伏特加酒（Vodka）是由俄文的Voda（水）衍生出來的名詞。這種由馬鈴薯及黑麥為原料，再加上百分之十五至二十的大麥芽或黑麥芽的酒，濃度百分之四十至六十，經過脫臭處理後，無香無味無色，是最純淨的酒。冷得耳朵掉了都不知道的時刻，灌上一大口，是最救命的方法。很多雪地執勤的救難隊，都會帶上一瓶Vodka，不是沒道理的。許多中藥材也可透過酒的浸泡，發揮更大的藥效，比如當歸、大黃。

2 酒精可以增加多巴胺這種快樂元素的濃度

因此飲酒之後就跟著作樂，快樂是大家都渴望的禮物，而喝酒是方法之一。但是，喝過了頭，就會作怪了。

3 酒精能增加高密度膽固醇（HDL），HDL的功能為何？不再贅述。前面已經講過了咩！

4 喝對了酒可以一夜好眠，因此各位貓頭鷹們，又多了一個安眠藥以外的選擇。一杯一百二十五西西濃度百分之八左右的葡萄酒，是最好的「睡前酒」。

5 酒精會抑制中樞神經系統，這一點當然有好有壞，壞處是反應變慢不能專心無法思考，但是腦袋的轉速變慢，傷心憂鬱就能暫時放下啦！

6 酒是春藥。酒精降低了感官的敏銳，同時也能降低平時苛刻的標準，這一點用在「相看更討厭」的老夫老妻身上，就成了最好的春藥了。

7 酒的原料都是植物，植物的多酚可以為健康加分，所以多酚的好處，酒也沾光。喝酒的確可以養生。

舉杯之前，你需要知道的事……

為了這些乾杯有理，要舉杯慶祝之前，容我再說幾句：

1 女人容易醉！

女人天生缺乏兩種分解酒精的酵素：酒精脫水酵素和乙醇氧化酵素，因此「酒後失態」的機會很大，如果「失身」那就更悽慘！這句「酒逢知己千杯少」，對於女人而言，知己有可能會傷害自己，不能不慎。

2 海量的人，肝臟受損的速度也是「海量」

喝酒要適量，所謂適量是指：紹興三四〇西西，啤酒一千西西，葡萄酒三百七十五西西，米酒三百西西，高粱、竹葉青或Vodka這些**濃度百分之四十以上的酒，不能超過一百西西**。這些酒不是一天之內混搭猛喝，只能選擇一種來過癮，因為肝臟一天能分解的酒精，只有四十至六十西西左右。不要拿「一杯不知道幾西西」來騙我！帶個量杯上桌不就解決了。

3 不能空腹喝酒

酒精九成在小腸吸收，一成在胃，這是會不會很快就喝掛的關鍵，所以不要空腹喝酒。先吃點肉魚豆蛋的食物再舉杯吧。

4 不要一次喝兩種酒以上，容易過量

「花要半開，酒要半醉」，血中酒精濃百分之〇．一的時候最爽快，百分之〇．二則走路不穩

動作遲鈍，謂之小醉，百分之○．三則原形畢露大哭大笑，謂之大醉。如果喝到百分之○．六就來生再見！所以目前的酒測值要下修到百分之○．一五就開罰，當然是對的。不管喝多少，千萬別開車！有種自殺，就別找人作伴！

5 酒精利尿，因此會有頭痛宿醉的「後戲」

喝酒當晚睡前，可以喝五百西西綠茶或西瓜汁或二五○西西的豆漿或吃個橘子或水梨，都能防止宿醉。

6 工作要週休二日，肝臟也要一樣的福利。何況一西西的酒精會產生七大卡熱量，一週七天都是高熱量，還沒喝掛就先胖死。

7 酒精會加速人體內維他命的消耗，以及礦物質的代謝，所以要兼顧享樂和養生，**一定要補充綜合維他命。**

七點好酒的功效，加上七點喝酒的建言，這七七四十九，看完再喝酒。

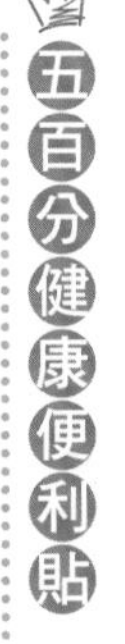

五百分健康便利貼

酒精可以增加多巴胺這種快樂元素的濃度，因此飲酒之後就跟著作樂，快樂是大家都渴望的禮物，而喝酒是方法之一。

1-12

選對好米，抗壓、減肥一把罩！

我到二十六歲還不太會說台語，原因是「喊慢」(笨拙)。我爸是老芋仔，我媽卻是老蕃薯，而我是個「土豆子」。語言不通遠比狗屁不通有趣，但是鬧笑話的當下，一定要有堅硬的臉皮，才能自娛娛人。

有人問我茭白筍怎麼說？我馬上回答「靠北筍」。

有人要送我耳環，我回他：「我不釣魚，不需要魚鉤」。

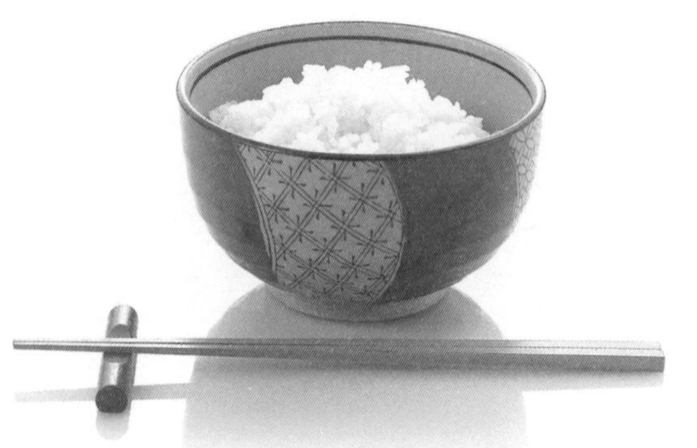

有人邀我去烤肉，分派我去買木炭，我問她：「烤肉為什麼要買雨傘」。第一次去國際獅子會演講，因為獅兄獅嫂大部分都講台語，因此找人教我說兩句開場問候大家。結果朋友教了我兩句「塞林拔，塞林娘」，我還認真的練習了一個晚上。又有一次去了一個講台語的扶輪社，課後社長為我介紹一個熱心公益的前社長，「他在台北市有好多土地啊！」社長一講完我馬上搶著說：「挖哉挖哉，這叫作纏嗝仔(青蛙)」。前社長大笑回我一句：「挖溝啾吉咧！(我還癩蛤蟆咧)」

嘉義新港農會的家政指導員麗質請我去家政班演講，她事前非常體貼的告訴我「穿插幾句台語就好」，結果全程三小時的課我全部講台語，台下的阿媽笑到假牙滿天飛。

去了中國很多次，不管我到哪一省，當地的方言我都聽得懂。一次在北京，連開小黃的師傅都佩服我的京片子講得比他還道地。還有一次去青島受邀上一個廣播節目，我說得普通話連上級領導都聽不出來我是「境外人士」。

當然我得承認，現在我的台語仍然很多笑點不夠正點。但是我為了找健康的食材和每個農會連絡的時候，他們親切的台語，也讓我感到一樣的親切了。這三十多年來我的台語因為去農會演講而進步神速，如今為民眾介紹各農會的農產品，對我是義不容辭的好事！

直到我認真的研究農產，才驚覺雲林縣是個神奇的寶地，開門七件事柴米油鹽醬醋茶樣樣包辦，還多了古人沒算在內的第八件——咖啡。其中稻米的產量為全省第一。米食料理千變萬化，用神奇二字來形容當之無愧。

聰明人選的好米—發芽米

但是在大家的眼中，米飯是「空熱量」的代名詞，血糖爆表的頭號嫌犯，胖子長肉的來源。講究養生的帥哥美女，是不會當「飯桶」滴。

今天，我要鄭重的宣布：

吃對了米可以減肥健身，

吃錯了飯才會惹禍上身。

將米催芽（發芽）是最健康的吃法，因為發芽後，稻米中的植酸會分解為磷酸六肌醇（IP-6），激發豐富的γ胺基丁酸（γ-aminobutyric acid，或GABA），**同時普林也會大量消失，但是纖維質增加，是白米的六倍。**

IP-6能抑制中性脂肪，對脂肪肝的防治非常有效，同時還能清除膽固醇，保護心臟血管。而普林消失才能減少痛風的威脅，纖維質能幫助瘦身排便，預防腸癌痔瘡。至於GABA 更是神奇，繼續看下去你就會知道。

西螺農會上市的「黃金發芽米」就是我介紹的「聰明米」！另外一提是它黃色的外表，這是類胡蘿蔔素（可轉化成維他命A的前驅物質）的色澤，吃下肚可以防治乾眼症、夜盲症、皮膚乾癢症、抗過敏、防感冒和躲開癌症。

花兩百元吃一包好米做個聰明人，如何？

我要改行來賣米，看看能不能像王永慶一樣「好野」。

來喲！粗喚囉！

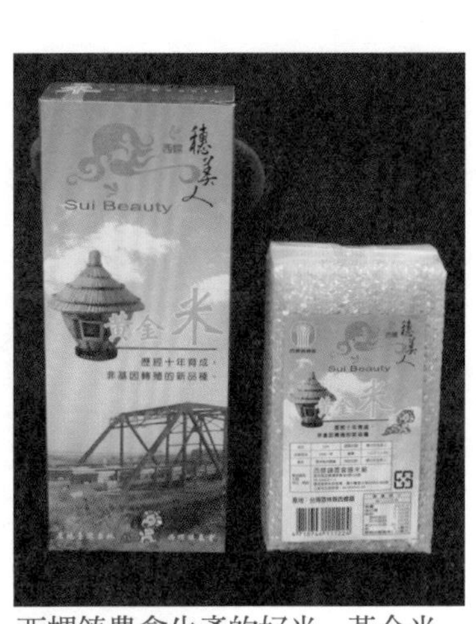

西螺鎮農會生產的好米—黃金米

五百分健康便利貼

將米催芽（發芽）是最健康的吃法，因為發芽後，稻米中的植酸會分解為磷酸六肌醇，激發豐富的γ胺基丁酸，同時普林也會大量消失，但是纖維質增加，是白米的六倍。

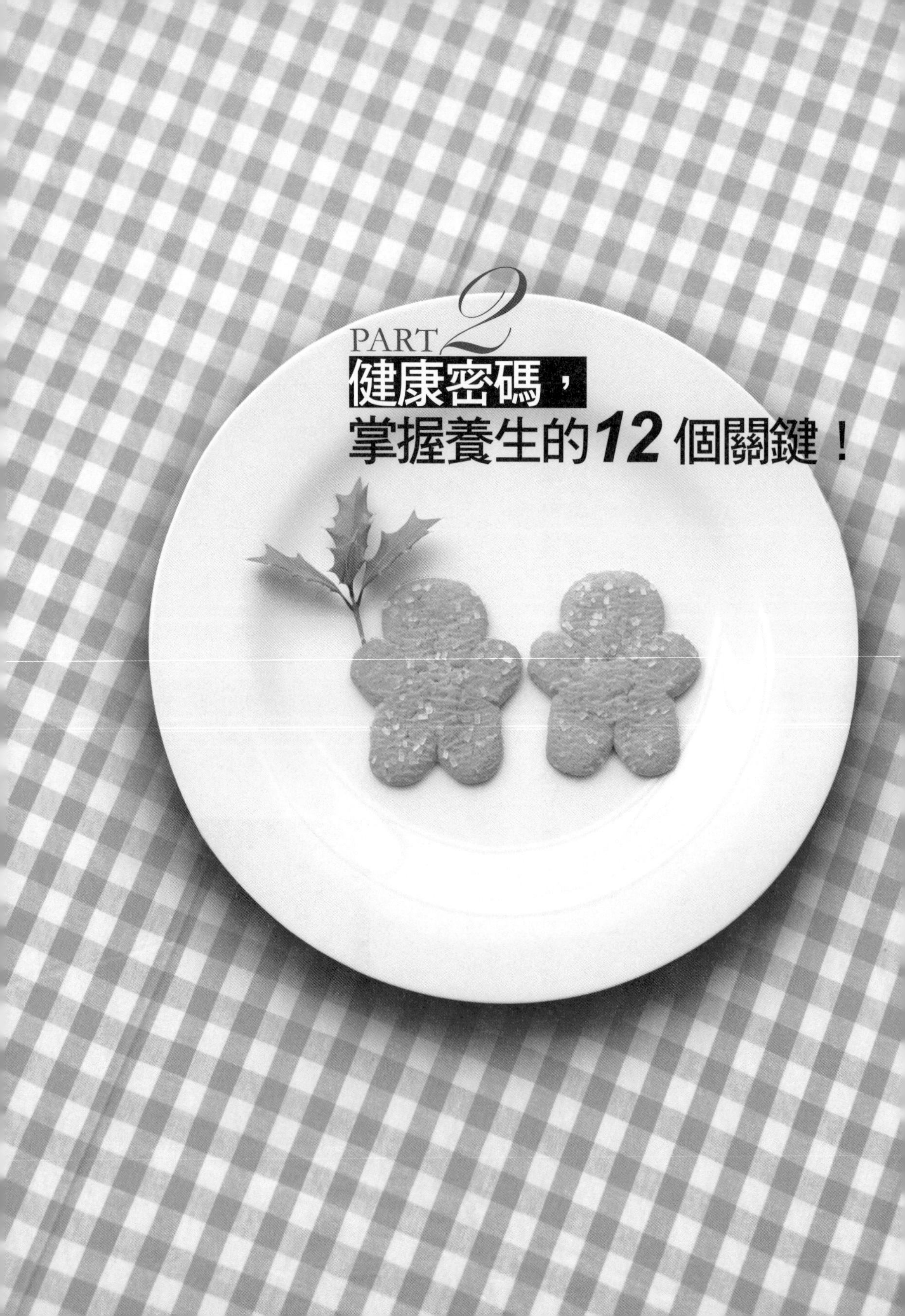

PART 2
健康密碼，掌握養生的12個關鍵！

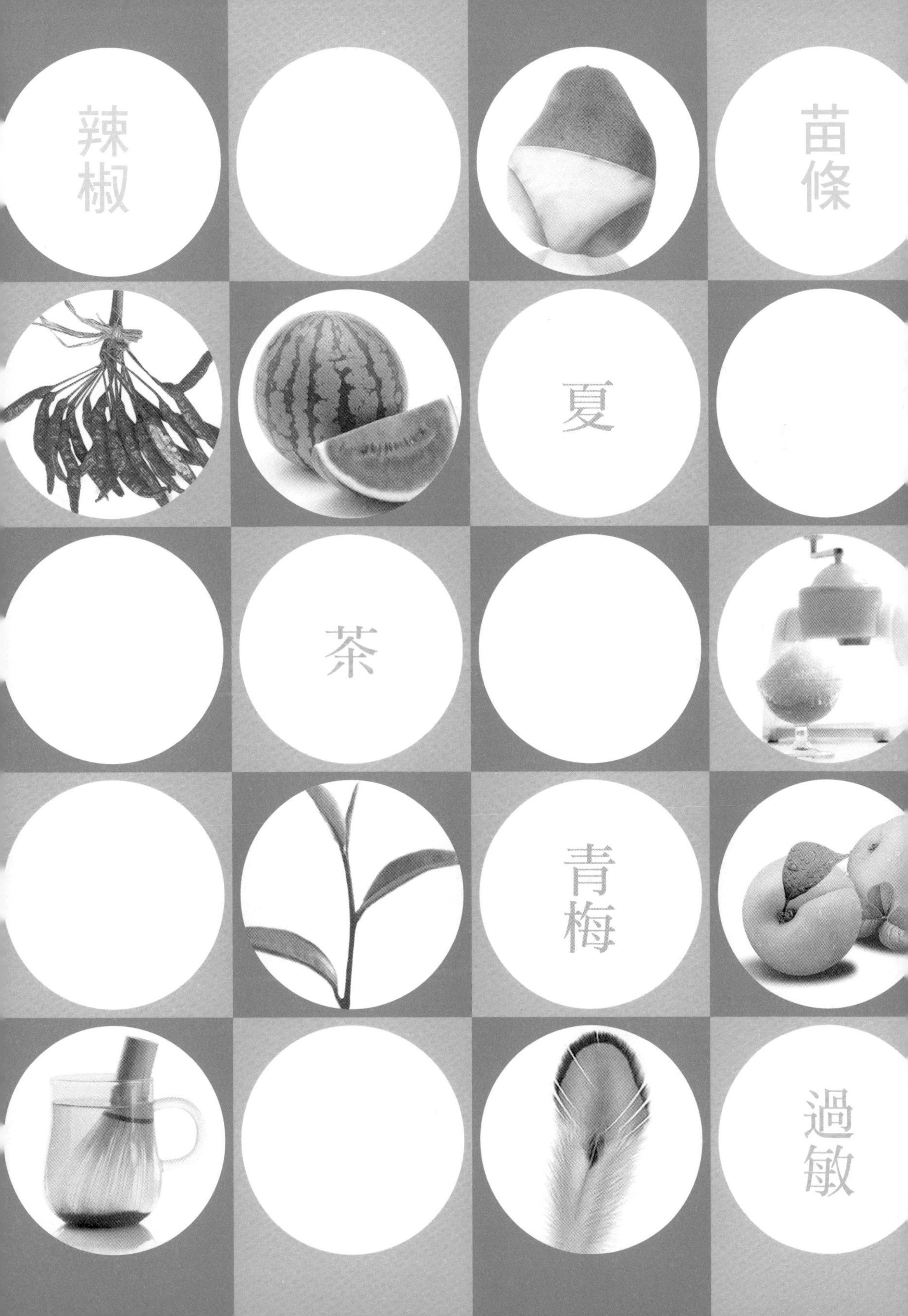
辣椒
苗條
夏
茶
青梅
過敏

2-1

一夜好眠 健康無敵

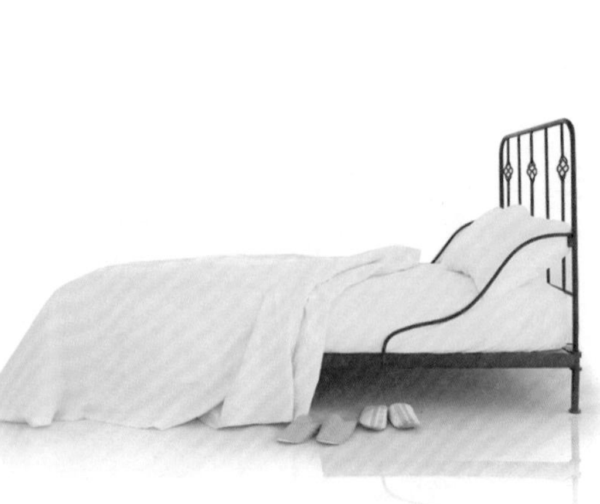

「你這麼貪吃，又這麼愛睡，不胖得像條豬才怪！」——這是我們一般人的假設和詛咒。

「你這麼能吃，又這麼會睡，怎麼靈巧得像隻猴子？」——這是我們驚訝又嫉妒的感歎。

豬為自己辯白：我既不髒也不笨，長這麼多肥肉，不是我的第一志願。

猴子也有話講：雖然我身手俐落、鬼靈精怪，但是我不奸詐也不使壞。

人的世界，比肥豬瘦皮猴複雜何止千萬倍？只是我們高傲的把自己歸類在「萬物之靈」，碰到挫敗之際，也常被整得周轉不靈啊！

我有個當法官的朋友，因為長年失眠向我抱怨，他真想自殺解脫痛苦的人生。我馬上同意他的看法，讓他大為吃驚，他不但覺得我沒心沒肺沒血沒淚，還背叛了醫學的專業倫理——妳這是什麼冷血的損友?!我只有請求他，在墓碑上讓我留兩句話：

在下生前夜不成眠，

選擇自殺得以長眠。

他聞言大笑，終於明白我只是用個另類的方式勸阻他，我果然對他還是有情有義的。

睡不著的「貓頭鷹」愈來愈多

我另外有個非常神奇的朋友，他是兩岸三地大名鼎鼎的中醫師李政育。他不只是醫德滿分醫技了得，睡功更是出神入化。我曾經多次在醫院裏看他「現場演出」，他頭一沾枕三秒之內就雷聲大作。看診時間一到，他一定準時起床工作。不必人叫不用看錶，他根本就是個人形鬧鐘。

李大儒醫酒肉不忌，葷素不拘，臉色紅潤，皮膚光滑，精神奕奕，中氣十足。去找他求助看病的人，都可以得到免費的宏量笑聲。雖然他的外型和我完全相反，但是對於自己反光發亮的頭頂，像彌勒佛一樣豐滿的肚腹，長得可以當圍巾的鬍鬚，他可是得意得不得了哪！

我認為，這才是真正的健康啊！

能夠義無反顧的自愛，忠心不二的自戀，人生才能真正自在。這一切的願望，都可以藉由好睡來實現。

睡飽天下無難事，睡好身體不生病。

偏偏，台灣目前的「貓頭鷹」已高達五百萬隻了，「吾瞓嘸（有睡嗎）？」已經取代以前「呷飽嘸？」成了新時代的問候語。醫院裏的睡眠障礙門診，像「霍格華茲」一樣的站滿了貓頭鷹，大家根本熬不到臨床上對失眠定義的時限，就急著來就醫。

每週超過三晚，上床後超過三十分鐘無法入睡，連續半年以上，謂之「失眠」。

問題是，誰能熬這麼久才就醫？

醫界早已證明，失眠和癌症、憂鬱、自殺、肥胖、三高、感冒、發炎、代謝、中風、老化、陽萎及冷感都關係密切。當然，對於兒童的生長快慢及學習效率，睡眠更是必要的養分。

人體透過有效的睡眠，讓大腦中央深處的松果體分泌褪黑激素（Melatonin），這種激素直到一九六三年才被公認是荷爾蒙的一種，一九九三年六月四日第三屆老化與癌症研討會議在義大利的斯托倫波里舉行，會中皮爾包利博士及瑞傑生博生把他們三十年來精心研究的結果公諸於世，大家才知道大腦組織中的這個盲點，是多麼的重要。

當然，我更要藉由這兩位鑽研人類衰老及免疫的大師，告訴大家：做個身體好的好人，第一步就是好好睡一覺吧！

為什麼睡不好？

雜務太多作息太亂的人稱為「現代人」。既然身不由己的人佔多數，我們就該懂得修改一些老規矩，這叫作「進化」。因此我認為睡得好比準時睡更重要。

越快入睡的人老得越慢，

越能久睡的人越是年輕。

幾點睡？睡多久？我們還不如來討論何謂有效的睡眠：

1 耳朵關不掉。睡眠中還能分辨出外在音源的人，就是「淺眠」的現象。這種人不但罵狗踹貓，責怪別人打呼磨牙，嫌鬧鍾不夠安靜，連月亮移動的聲音都聽得到。這一夜，就白睡啦。

2 腦袋關不掉。連小狗都作夢，人怎能不作夢？但有人一夜夢境無法遺忘，「沒睡到」就是這種境界。正常人記得百分之五的夢境就行啦。

3 呼吸中斷掉。這種情形一不小心就「與世長辭」，如果枕邊人不但有良心還很關心的告訴你，立刻就醫吧！

改善睡眠有方法

上床睡覺不像杜德偉唱的歌那麼簡單——脫掉脫掉，做點準備是非常有用的：

1 每天服用二百五十毫克的L型乳酸鈣（Calcium L-Lactate），睡前三十分鐘至一小時服用。

2 維他命 D_3 四百IU搭配鈣質的吸收，才能相輔相成，安定神經。

3 GABA茶（γ-胺基丁酸）。

4 把下列精油拿來按摩，或滴入浴盆洗澡，都有安眠作用。貓薄荷、洋甘菊、蛇麻草、茉莉花、薰衣草。

5 **魚肉、瘦肉、雞肉、火雞肉、花生、核桃、松子、杏仁、香蕉、無花果、豆漿、米漿、芝麻糊，都是富含色胺酸（Tryptophan）的安眠宵夜。**

6 菸、咖啡、巧克力、香腸、火腿、臘肉、培根、熱狗、茄子、番茄、馬鈴薯，這些食物含有乾酪胺（Tyramine），會使腦部興奮，想好睡就別吃。

最後，我跪下來為大家祈禱吧：

慈悲的老天爺，
求祢賞賜我們在黑夜中，
人人都有睡著的權力。
摯愛的人，相擁安眠，

單身的人，擁有美夢。
萬物生靈因睡覺而平等，
世間紛擾因睡覺而和平。

五百分健康便利貼

醫界早已證明，失眠和癌症、憂鬱、自殺、肥胖、三高、感冒、發炎、代謝、中風、老化、陽萎及冷感都關係密切。

2-2

千辛萬苦 肝最辛苦！

「和平，奮鬥，救中國！」

這句偉大的遺言是誰說的，我們絕絕對對不能不知道——國父孫中山（孫逸仙）。

但是有個天大的笑話，我們更是千千萬萬不能不知道——逸仙醫師死於胰臟癌。

人生本是南柯一夢，歷史鬧點笑話何妨？

近幾年有人重新調閱了國父在北京協和醫院的病歷，從病理記載更正了國父當年死於肝癌的診

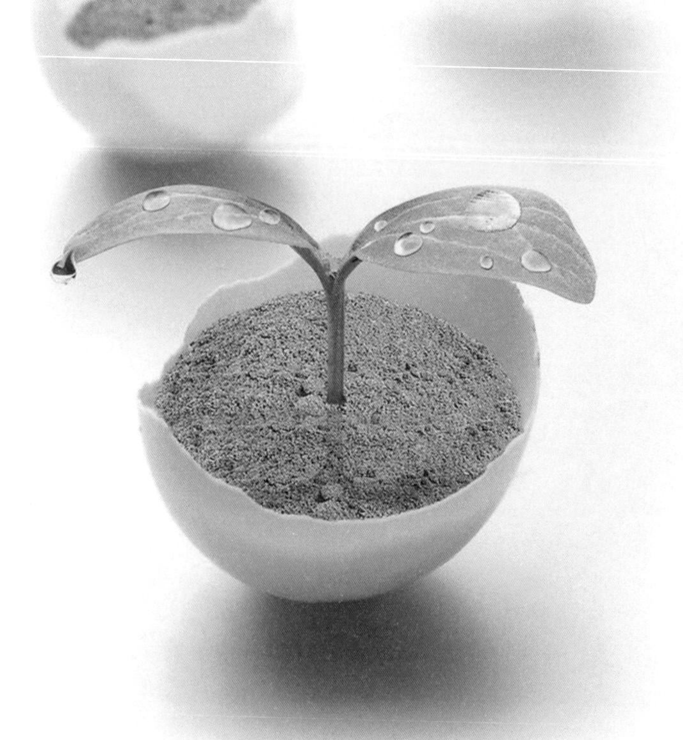

斷。

國父推翻了滿清政府，有人推翻了國父死因。

時至如今我們完全不必顧忌關外的滿人，但是，肝癌已成為癌症死亡的前三名。人死留名，虎死留皮。但是誰都不想去搶這種排名啊！

從統計學上來看，中國人得肝癌的機會遠遠高過老外，因此在醫學的教科書上，**肝癌又叫「中國癌」。這和華人常吃醃漬食物，高比例的肝炎帶原率有關**。在台灣五分之一的人是B肝帶原，保守估計C肝帶原也有五十萬人。帶原與肝癌肝硬化的關係有多密切，看看媒體多麼頻繁的廣告保肝產品，和四處可見「救救肝苦人」的文宣海報，就能心裏有數，腳底發冷了。

認識你的肝臟

我們不是「沒在怕」，只是一味的不解和悲觀，於事無補罷了。因此，我想幫助大家來點正向思考，並非粉飾太平，而是陳述真相：

1 肝臟是人體最重要的器官，由三千億個肝細胞所組成。女性的肝臟平均重約一千至一千二百公克，男性則是一千五百至一千八百公克。

2 肝臟負責三大類的工作：

- **代謝機能**——將糖分脂肪蛋白質代謝之後，轉換成各種生命必須的能量、酵素和荷爾蒙。對於人體不利的蛋白質，肝臟一樣也有分解的功能。不管黑道或是白道，肝臟都很有一套哦！

● **解毒機能**——除了人體內的代謝廢物阿摩尼亞之外，外來的有毒物質，比如酒精、藥物等異類，肝臟都能分解。

● **分泌膽汁**——肝臟每天平均分泌六百西西的膽汁，膽汁中的膽汁酸可以促進脂肪的消化和吸收，同時也和人體吸收維他命A、D、E的功能有關。因此肝臟不好直接會造成維他命缺乏，而缺乏維他命就沒辦法好命。

肝臟每分鐘可以流入二千西西的血液，因此是人體再生力最強的器官。目前醫學界唯一可以活體移植的器官是肝臟，就是最好的證明。千萬不要被帶原、脂肪肝、血管瘤這種小咖打敗啊！

這樣做，決定肝臟的好壞

至於護肝強身的祕技，我馬上上台報告：

1 **千萬別吃發霉反潮的食物**，讓黃麴毒素不能作怪，這是引起肝癌的第一殺手。

2 **摸蜆仔兼洗褲，一兼二顧**。阿媽傳下來的蜆湯的確可以保肝，但不是只有蜆，所有的貝類內臟都含有牛磺酸（Taurine），這種成分能促進膽汁分泌，保肝，大大好用哦！不過，吃蜆肉比光喝蜆湯有效多了。

3 **補充優質的胺基酸，可以促進肝臟再生**。海鮮、蛋類、豆類及家禽都是上選。尤其是睡前一杯豆漿最有用！為什麼？翻開前面的豆漿單元再看一遍吧。

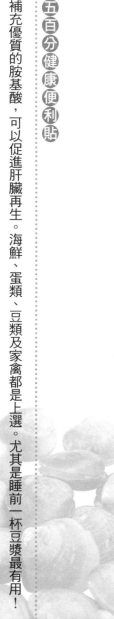

4 **每天補充維他命A六〇〇微克(ug)，鋅十三毫克(mg)，維他命E十二毫克(mg)，參與肝臟的作用。**

5 **每餐飯後休息三十分鐘**，因為此時肝臟的活動力最旺盛，這種保肝的吉時良辰怎可錯過？

6 **平躺時流入肝臟的血液最多，站起來減為原來的七至八成**。所以不但要落實「好眠多睡」，能躺不坐，能坐不站，能站不走，能走不跳，的確是保肝的政策。

7 **避免飯前飯後一小時內洗澡**，以免減少肝臟的血流量。但不要拿「我肝不好」當不洗澡的藉口啊！

8 **少生氣不沮喪常大笑**，不罵人不八卦說好話，對肝都有用的。

9 **有屁要放、大便通暢**，肝好人清爽！

九點建議，健康久久。

這本書看到這兒，你的肝兒，有沒有好一點兒？

五百分健康便利貼

補充優質的胺基酸，可以促進肝臟再生。海鮮、蛋類、豆類及家禽都是上選。尤其是睡前一杯豆漿最有用！

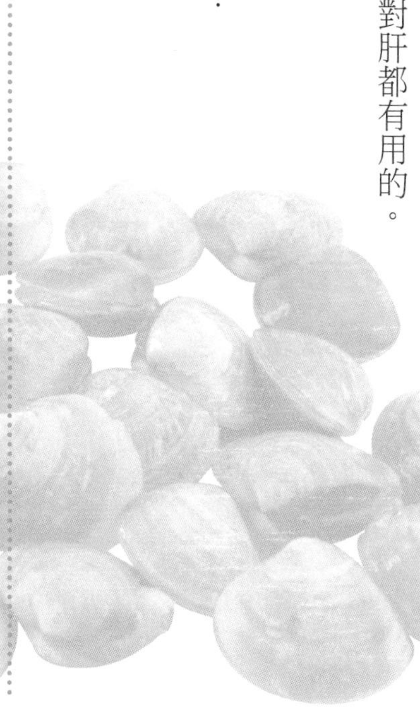

2-3

你該知道的過敏真相……

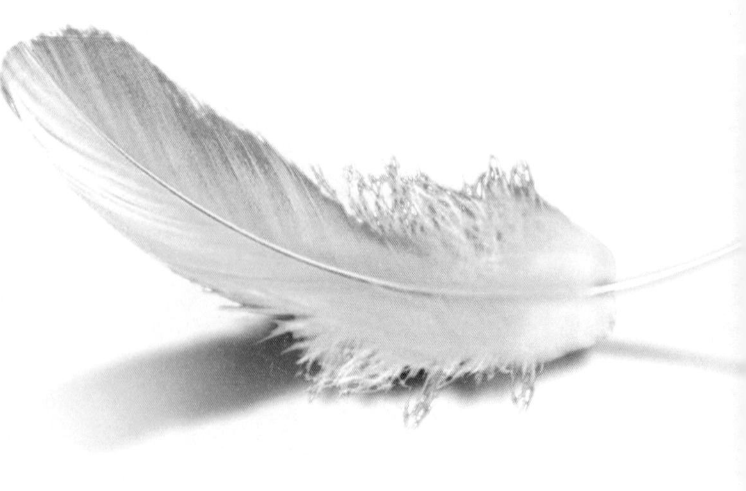

我曾經在小兒科門診，看過一個因為塵蟎引起嚴重氣喘的小男孩。老阿嬤抱著這個呼吸像水壺氣笛聲的金孫，心急又心疼得問醫生：

「仙生啊（醫生），他喘得這麼厲害，是不是因為前幾天我媳婦給他吃鴨肉？人家都說鴨肉很毒吔！還有，芒果南瓜是不是也不好啊？人家還說，土豆吃了也不行啦！」

這位阿嬤一身「農村來的」打扮，再加上豪爽的大嗓門，讓我這位自認是「高級知識分子」的同事，有點難以招架。他抬頭看了我一眼，用一種「妳好生學著點」的表情對這位阿嬤說：

「這是風馬牛不相干的事啦！」

沒想到阿嬤一臉驚恐更大聲的說：

「蝦米?!李貢溫孫(你說我孫子)是牛是馬?!」

我硬是吞下狂笑的衝動，跟這位「老大人」解釋清楚，而這位同事的臉，像灌了一瓶高粱。

接著他十分認真的跟這位阿嬤解釋，過敏原的檢測結果，答案非常明確，就是灰塵中的蟎。

「台灣百分之九十的過敏，都是因為這個啦。」

「我們家為了這個金孫買防蟎被套、過濾器、口罩、有的沒的顧氣管的都買給他吃，怎麼還這樣？」

「那你們帶他去住加拿大好了，這樣就能根本解決了。」

「林娘卡好！@#$%^$&^*%*」

結果是，阿嬤理智斷線抓狂得大罵我同事。

重點是，為什麼好心沒好報?專業沒路用?

不管是黑道多猖狂，白道多窩囊，空氣多麼髒，馬路多麼亂，生活多麼貴，賺錢多麼難，台灣，還是我們的家鄉啊！

移民治氣喘，這是莊孝維！

我們可以逆來順受，當然也可以突圍求生。

在台灣平均六分之一的人，被自己過度的敏感反應惡整，免疫力太低會生病，免疫力太強一樣不好。如果曾經打噴嚏把飯粒噴到別人的碗裏，或是賞花以後臉腫得連媽媽都認不出來，就能想像這不算重大疾病的過敏，發作起來也會成為重大事故。

過敏的五種類型

依原因及症狀不同，過敏可分為五種類型：

1 一大早起床眼淚不少、鼻水不停、噴嚏不斷的人，是因為冷空氣的刺激而過敏

春天是發作的旺季，夏季就風平浪靜，海闊天空。「迎風落淚」是用詞優雅的中醫，對這一類型過敏的說法，很美吧？但很慘。

2 眼睛四周，脖子腋下，手肘膝窩，鼠蹊部位，都會搔癢脫皮，這是異位性皮膚炎

灰塵汗水，衣料塵蟎，香水化粧品，都是過敏的原因，這一類病人因為長期搔抓，皮膚都有結痂粗糙脫皮的現象而影響外觀，如果再加上連心理也敏感，那麼過敏之餘也會自卑了。

3 吃了特定的食物之後，全身紅疹，嘴唇紅腫，臉部變形，甚至呼吸困難

心悸耳鳴頭暈腹瀉等症狀，有時也會出現。最容易引起過敏的前三名食物是奶蛋類，海鮮類及花生堅果類。特別說明，食物類型的過敏，每個人的差異非常大，什麼東西吞下肚最不爽，只有自己最清楚。

4 首飾、粉筆、染髮劑、清潔劑等引起的乾裂搔癢，是接觸性的過敏

醫學上非常非常罕見的案例，還有女人對男人精液過敏，這個倒楣的小妞兒，人生的第一次當然也成了最後一次。平凡如我們的紅男綠女不必驚慌，這等不凡的能耐，實在少之又少。

5 看見某人就反胃，叫做人際關係過敏

這不在醫學治療的範圍之內，但在選舉期間就發作得特別厲害。既然死不了，那就不管啦！

試一試！對抗過敏的十二個生活妙方

這麼一說，大家好像都有點過敏了。把大家嚇得草木皆兵，絕對不是我的用意！提供對策才是我的正職：

1 天冷的早上起床，先在棉被裏穿好衣服再下床。早上用熱水洗臉，喝杯熱飲，早上多吃辛辣嗆鼻的食物，都能減少「迎風落淚」的症狀。什麼熱飲最好？**水參三片或參鬚三根，加上紅棗五顆，老薑一片裝進中型碗，放入電鍋燉煮即可。早上空腹喝效果最好。**

2 不管過不過敏，今後年滿三歲的芸芸眾生，都該斷奶戒奶。**醫學界有越來越多的研究證明，牛奶和過敏、胃病、癌症及青春痘有關。**前面的章節我解釋得口沫橫飛的苦心，各位不會隔夜（頁）就忘吧？

3 改穿Polester聚酯纖維的衣物，吸濕排汗的效果比純棉更好，就能減少異位性皮膚炎的發作。

4 被套床單一週洗一次，洗後日曬或烘乾，是防止塵蟎繁殖最有效的方法。其中最重要的關鍵是清洗最後一次時，加入五〇〇西西的稀飯湯，充分攪勻後再脫水，更能減低塵蟎的依附。

5 多吃「有效的蔬果」（請參考四十三頁）對抗過敏。

6 選擇好油減少過敏發作。（請參考三十六頁）

7 補充維他命A六百微克，維他命C一百毫克(mg)，維他命E十二毫克(mg)，鋅十三毫克(mg)，EGCG五十毫克(mg)，硒五十五微克(ug)。

8 多曬太陽，每天快走半小時以上，都是抗敏的工具。

9 春天少去花園，或是賞花回家後，立刻更衣清洗。

10 冬天出門戴上口罩，圍上圍巾戴上帽子做好保暖，這樣迎風就不會落淚。

11 洗澡後立刻擦上乳液，強化皮膚抵抗力。

12 夜夜好眠，日日平安。

只要你不對我過敏，你很快就康復啦！

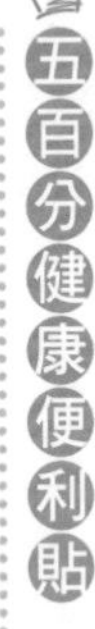

五百分健康便利貼

只有移民才能治療氣喘嗎？這真是莊孝維！教你幾招生活的小撇步，就能在過敏中突圍而出。

2-4

有玄機！皮膚看得出你的心情

皮膚是心情的的鏡子

三十幾年前當我還是個實習生的時候，碰上了震驚全台的「撫遠街爆炸案」。記得這件慘案的人千萬別承認，因為這意味著你和我一樣老，或者更老。最重要的是，這真是一個好痛好痛的記憶！當年一個隱身在公寓裏的地下爆竹小工廠，不慎引爆了一整棟五樓公寓，那個可怕的畫面只有在電影中才會看得見。

電影的特效，如果出現在現實中，就特慘了。

爆炸發生的第二天早上，我七點就到了台北市中山北路的馬偕總院。因為病患太多但病房不夠，門診的走道上躺滿了重傷的病人。一個四、五歲大的小男孩不斷喊痛，他的臉已經腫得五官難辨，顏色像土黃色的籃球。他微弱的哭喊聽在我們耳裏，我們都知道這個無辜的孩子，已經沒有長大成人的機會。他旁邊那個傷得更重的女人，支起她的身體，隔著二張推車之間不平整的凹陷，柔聲的安撫她的寶貝。這一幕我永遠忘不了。

那天早晨，我深信在這條走道上掉下眼淚的人，一定不只我一個。我為母愛的偉大動容，也為命運的捉弄無奈。但是最令我憤怒的，是醫療工作的無力，我們救不了他們，只能看他們受苦。

上帝啊，如果這個孩子祢要讓他變成天使，就請祢成全他有媽媽作伴吧！

當我走去實習單位報到的路上，我能為他們做的，只有祈禱。

如今我這麼大把年紀仍然不花大錢顧我的老臉，我相信是因為這件事給我的衝擊。

我對皮膚好壞的標準很低——只要有皮就好。

直到十年前我碰到另外一件事，再次給了我一個學習的機會，我才印證了心情與皮膚的關係。當時突然遭逢父喪，在我悲傷得不知所措的時候，腳背上出現了「快要癢死」的紅疹。半年後這些疹子隨著我淡化的哀痛，才漸漸消失。

我有個同事是整形外科醫生，他要求初診的病人填寫的基本資料上，除了病史用藥的記載以外，最後一個問題是，你最近是否有情緒的困擾？

經驗的累積實在是很重要！非得到了我們這個年紀的時候，才會問病人這麼「玄」的問題。

當然，我知道大家根本不在乎這問題是「玄」還是「邪」，只要知道有什麼法子讓皮膚「好」一點才實際。畢竟，裝小裝嫩裝可愛，絕對是現代人混得八面玲瓏的必修學分！雖然智者先賢，總是鼓勵長得不夠優的人，內在美比外在美更有層次，偏偏四周的凡夫俗女，大大部分還是「外貌協會」的信徒。心理學的研究結果，我們對於長相出眾衣著體面的人，百分之八十的人都認為這種人不可能是壞人。

生得美長得帥，就真的可以橫著走，吃得開嗎？有一項令人非常意外的統計報告：年輕時越正的女子，越帥的男人，在年華老去時，得憂鬱症的機會遠比凡人多四倍。君不見有多少明星藝人，在相貌上一旦呈現了歷史層面，情願「歇菜」（掛掉）也不肯露面。貓王，就是最好的例子！我們永遠只記得他英俊瀟灑的樣子。這大概就叫「永恆」吧？

如果爹媽沒把我們生好，至少我們也得把自己養好。特別申明，花在臉皮上的錢不要太多，因為內在豐富正確的營養，才能呈現健美的外在。

美女需要的，是這些健康的食物

冬天皮膚特別糟是因為乾燥寒冷的天氣，會讓皮脂腺收縮，油脂不足皮膚不但脫皮，皺紋還會快速增加。如果待在暖氣房裏，口乾舌燥頭昏腦脹不說，小妮子一眨眼就乾得像姥姥了。所以維持青春第一步就是：

1 大吃大喝，多吃堅果類

西瓜子南瓜子葵瓜子松子，芝麻杏仁花生核桃胡桃腰果開心果無花果和夏威夷豆，不但能補充植物性油脂，以利皮脂的分泌，還有維他命E對抗老化和光害。想要讓人看不出真實年齡有兩個辦法：蒙頭遮臉不讓看，裝嫩耍小猜不著。維他命E能夠提供性賀爾蒙原料，減緩更年期及老化的速度，清除血管壁上沈積的膽固醇，預防心血管疾病，對抗凝血減少中風發作，更能抵擋自由基預防癌症。每天最好補充十二IU(mg)的維他命E，是作個帥哥正妹的基本功夫。

2 三公克的海鹽或岩鹽，加上一千西西的溫水

這可以當作每日的飲水，百分之〇．三的鹽水可以排出體內不利健康美麗的酸性物質，還能延長水分停留在體內的時間。

3 多吃魚蝦海鮮，每天的第一餐吃一個半熟的荷包蛋或水煮蛋，才能形成足夠的膠原蛋白

皮膚的彈性水嫩，就得靠這玩意兒。但是，擦在臉上的膠原蛋白，不管是來自豬皮、雞冠、魚鱗或合成，都比不上自己製造來得有效。

4 多吃紫紅色的水果蔬菜

維他命A保護皮膚不乾燥脫皮、不過敏乾癢及龜裂。花青素能防斑抗壓護心臟。茄子山藥紫米紫蘇紅鳳菜紅莧菜紫玉米紅柿葡萄桑椹藍莓蜜李加州李，都是紅得發紫美得冒泡的聖品。

5 常喝二款梨湯補水嫩

準備川貝一錢，百合一兩，陳皮一塊泡軟後切細絲，水梨一個連皮切塊，全部放入鍋內，加適量的水燉一小時即可。百合最好先泡一夜至少換一次水，燉好的梨湯才不會發酸。食材也可以紅棗白木耳代替，加入切塊的梨燉五十分鐘後，再加冰糖。這二款梨湯甜品，不但補水更可潤喉化痰保護氣管。

6 用杜仲葉泡茶，可以去油解膩，對抗三高，也能補充膠原蛋白防老裝小

《神農本草經》說明杜仲是輕身耐老的上品，我們可不能在健康上當個落人之後的下品。

7 脫皮時可在睡前擦上晚霜後再抹上一層橄欖油或苦茶油，是鎖水保濕又滋潤的良方。

8 先選好油下肚，一樣有效。

快樂無上限，美麗無止境。如果想比白雪公主她娘還美，比布萊德彼特還帥，大家就繼續看我的書吧！

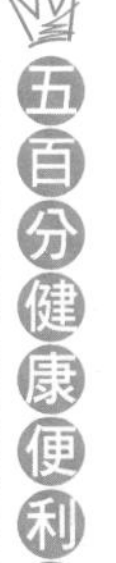

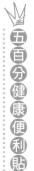

五百分健康便利貼

西瓜子南瓜子葵瓜子松子，杏仁花生核桃胡桃腰果開心果無花果和夏威夷豆，不但能補充植物性油脂，以利皮脂的分泌，還有維他命E對抗老化和光害。

2-5

不是開玩笑！打嗝放屁是人生大事

不騙你！放屁最紓壓

所有的機場，都有一間「吸菸室」，隔著透明的玻璃，裏面那群視死如歸，不怕癌症的勇士們，昂著頭，翹著腿，像動物園裏的獅子一樣，大大方方被我們這群貪生怕死之徒欣賞。

我經常遠遠的欣賞，細細的觀察，他們彼此不交談，只是非常專注的吞吐香菸的味道。他們的臉上，有的悲壯，有的無奈，有人一臉陶醉，但更多的人是一臉飢渴。最令我不解的是，鮮少有人在裏面哈哈大笑。我猜，他們也在彼此打量，誰是下一個病號？怪咧？時至如今，吸菸並不犯法。何況，這間玻璃屋子是自己急著鑽進去的，為什麼大部分的英雄英雌，都苦著一張臉？

原來，犯了菸癮，情非得已。

但是，忍得住菸癮卻擋不住屁!!

因此，我建議公共場合也該有間「放屁室」。這放個屁比抽根菸更符合人性需要啊！

大家可以想像，每個衝進「放屁室」的人，有人響屁不臭，有人臭屁不響，當然有人又響又臭，那種解放後的開心，一定歡樂滿堂！

除了笑聲，大家不再沈默兼冷漠，因為一定有人研究有人問：「這個味兒的屁是吃了什麼東西呀？」

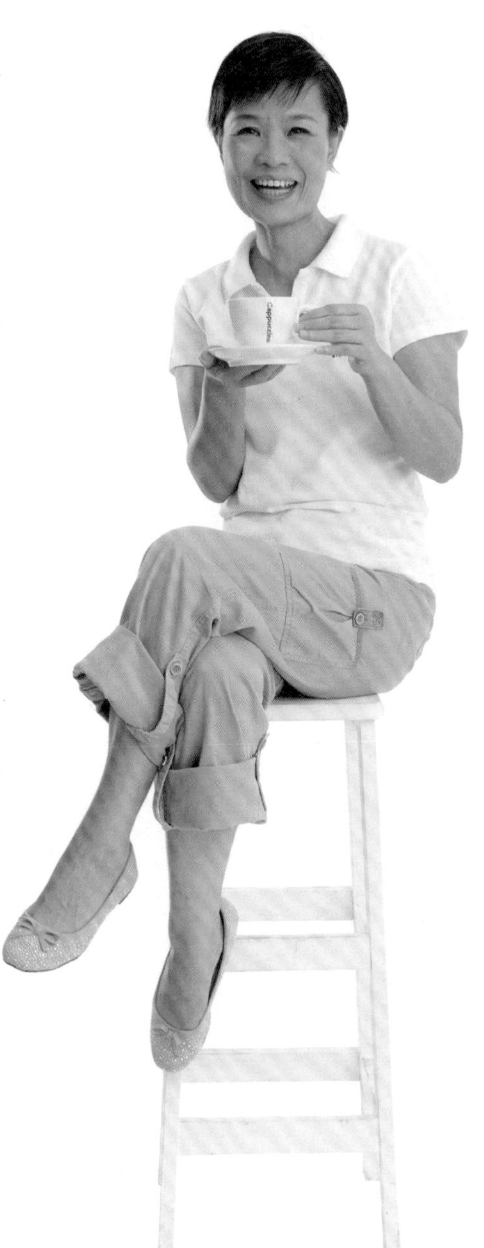

一件尷尬出醜的糗事，變成彼此關心又健康的好事，這不是挺有貢獻的主意嗎？

尤其是，打烊後開了這扇門，放出來的毒氣還能殺蟲哪！

身體健康的人是一定要多放屁的，這代表腸道蠕動正常，才不至於「狗屁不通」。

雖然聞不到香屁，但是屁放不出來，有時還真是要命。手術當天就能排氣是我們最愛的結果，排氣的時間拖得越長，復原的時間也會越長，「點滴拔掉開始進食」是病人排氣後的第一個獎賞。

不過，如果不是躺在病床上做這檔「排氣」的事，就不是光明磊落的好事了。在眾人嫌惡的驚呼：「哇啊！好臭!!誰放屁?!」有誰敢承認？尤其是在擠滿了人的電梯裏，打死也不能認罪啊！

說話及吃飯時吞入的空氣，大部分從「上」出去，謂之「打嗝」。食物經過消化分解後產生的二氧化碳，從「下」出去，謂之「放屁」。一個人不常打嗝也不放屁，一定很快就「嗝屁」。

正直自在的人，不必拍馬屁。

腸胃健康的人，必然常放屁。

自大驕傲的人，只會耍臭屁。

言而無信的人，真是放狗屁。

這幾年我最常應邀演講的題目，都是心靈健康抗壓防癌這一類居多。因此我從專業的見解給大家良心的建議——一屁泯恩仇，放屁最紓壓。不論是情人拌嘴，夫妻吵架，校長訓話，老闆罵人，抗爭談判，掀桌動粗，或是法院開庭的時刻，如果有人放了一個響屁，那種嚴肅緊張的氣氛，馬上就像屁一樣消失了。

「這個時候」，我們不需要來一片青箭口香糖。

「這個時候」，大家一定哄堂大笑。

大笑，是最好的免疫處方箋

笑，是當今另一個最有效的養生之道。

我有個朋友是新聞界出了名的「魔鬼教頭」，中國時報的前任副總張兆洛。他做事嚴謹霸氣十足、意志堅強總是菸不離手。「我從來沒有看過像妳這種笑到露出三十二顆牙齒的女生！」他雖然笑起來像抽筋，但真是Man到不行酷到破表。他不怕病痛繼續抽菸，我不管皺紋繼續大笑。我們沒有誰對誰錯的爭執，只是各自堅持生活的取捨。

哭，並不傷身，但是大笑更好。不管是喜極而泣，還是悲痛欲絕，哭都能釋放體內的壓力賀爾蒙。哭這種奇妙的刺激，可以強化大腦的思考，進而想出解決之道。哭也能啟動癒合機制，讓傷口傷痛更快復原。因此「男兒有淚不輕彈」應該正名——男兒不該亂吐痰。

笑，不但看起來比哭美，當然也比哭更健康。笑除了會增加「笑紋」，也能增加人體的T免疫細胞（Helper T Cell），強化免疫力。**笑的時候吸入的氧氣會增加，因此可以防止老化。微笑防「臭老」，大笑防蒼老，不笑最快老。**除了「皮笑肉不笑」以外，醫學界已有太多研究證明樂觀與長壽的關係，而笑容正是樂觀最實際的表現。其實笑是一種可以訓練的習慣，哪怕個性多愁善感，笑多了，這個喜感就能打敗傷感。

難怪自殺率一直居高不下的日本，早在幾年前，就把如何大笑列入重要的員工訓練。但是最有先「笑」之明的是印度人，「大笑療法協會」就是在印度成立的。

笑，不用道具，不看天氣，而且，沒人不會笑。看了好笑，聽了好笑，想了好笑，聞了好笑，當然也有吃了好笑的「笑料」，我先為大家端上一盤。

笑不出來？吃點青梅可減壓

「笑不出來」完全是因為生活中的壓力，打壓了我們的笑點，但是酸的口感卻能緩和緊張的情緒。這從孕婦喜歡吃酸的可以印證。其實「害喜」這二個字實在傳神，一群精子的入侵，形成一個全新的生命，在子宮內膜著床，就是一種「外力侵入」。這種被侵入的感覺是有點「害怕」的，只是這個害怕的結果是件喜事，因此害怕衍生出害喜的現象。

不分男女老少，害喜還是害怕，都來點青梅養生吧。

平常生活緊張會影響交感及副交感神經，經常口乾舌燥會有進

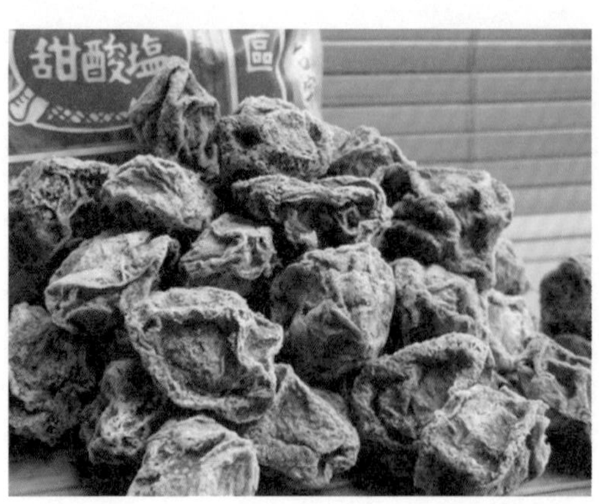

食的衝動，口含一顆酸梅是製造口水最好的方法，不但養生還能減肥。

酸味的青梅其實是鹼性食物，而維持弱鹼的體質，才能有個健康又不胖的「資優身」。每年春天盛產的青梅，採收後經過熬煮就可作成「梅精」（青梅精），梅精中有大量的不可溶性纖維，可以排出腸道中的油脂。青梅也含大量的檸檬酸，在熬煮加熱時與糖結合，產生的Mume-fleur可以清除血液中的脂肪，預防血管硬化。因此買一瓶濃縮的梅精，平日加水稀釋當飲料，或作菜時當調味料，都是養生塑身的好幫手。

梅子是檸檬酸含量最高的食物，這種成分對消除疲勞、殺菌整腸都有效。可以吃梅精、喝梅醋或者做成蜜餞的醃漬梅，但是不要吃不熟的生梅，其中的氰酸會引起中毒。

現在，哭也哭了，笑也笑了，嗝也打了，屁也放了，是不是有種身心舒暢、四通八達的爽快呢？

五百分健康便利貼

笑的時候吸入的氧氣會增加，因此可以防止老化。微笑防「臭老」，大笑防蒼老，不笑最快老。

2-6

惱人的發燒、鼻涕、扁桃腺腫

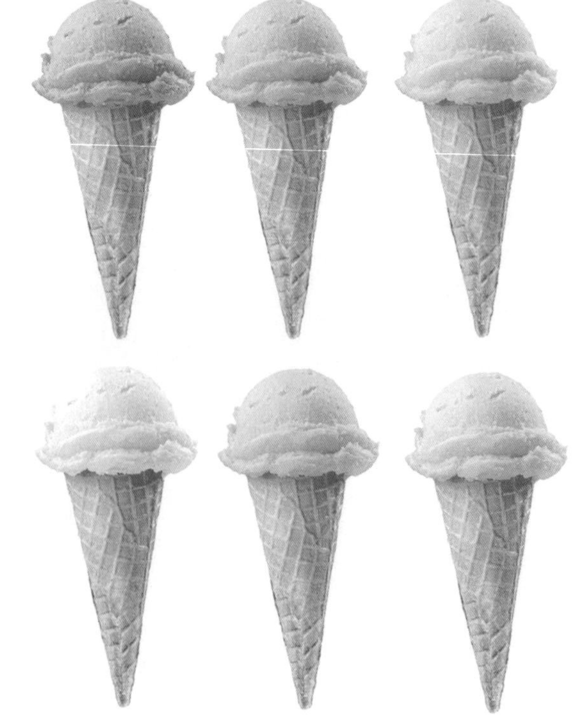

最近我發現了一件好事，對於來勢凶猛的H1N1，大家並沒有預期中的緊張。

這算啥好事？大夥兒麻木不仁的不當回事，怎麼叫好？

當年SARS爆發的時候，我有個當麻醉科醫生的朋友得了憂鬱症。我問他：「你在醫院的深宮裏（開刀房）垂簾工作，又不是在門診，應該很安全，怕什麼？」進了醫院，大家頂多只能看門診，哪能參觀開刀房是吧？他只回了我一句：「我怕哪天下了班回不了家，回家的時候變成一罐骨灰了。」當時他害怕得每天上班前都狂吐。

常有人質疑我們這一行的專業為什麼不足以自保？其實我們當初選擇參與這種「修理人體」的工作，除了熱忱以外，最必要的條件就是膽量超大。去太平間「鮮採」移植要用的器官；半夜守著樣貌不太好看的「過去式人類」；對病人動手做痛得半死的檢查，我們其實也怕得要死。

既然對手是死神，我們這一行就必然得比一般人短命。

而我之所以認為是件好事，實在是因為，緊張只會削弱自己的免疫力，麻木不仁有時才能做個快樂健康的人。

不管是禽流感的H5N1，還是A型的H3N2，感冒之所以難對付，最主要是因為病毒的突變速度，快到藥物來不及研發。沒有正統的武器可以上場打仗，旁門走道的暗器小抄就應運而生：當年的SARS，大家拚命的啃生地瓜，喝板藍根熬水。爆發禽流感的時候，大夥兒又忙著吞八角。這次的H1N1之所以讓醫學界如臨大敵，是因為這種病毒在一九一八年，曾經奪走二千萬到五千萬人的性命。人類的醫學進步很多，但免疫力卻沒有長進多少啊！

一篇又一篇的醫學報導，明列的都是各種疾病的症狀。不管是腸病毒、腦膜炎、普感或流感，都是千篇一律的發燒、咳嗽、頭痛、噁心、喉嚨痛、肌肉痛……。其實民眾並沒有自我診斷的能力，碰上生病，我們只能進醫院請醫生「猜猜看」了。但是對於症狀所帶來的訊息，有正確的認知，對自己的幫助最大。比如發燒是所有疾病的共通點，大部分的人卻不知道發燒的重要，只是一味的忙著退燒。

人體體溫在攝氏三十六至三十八度時，體內的酵素最活化。在超過三十八度後，體溫每上升〇・五度，免疫力就增加三成五。發燒時人體的白血球、淋巴球都會大量增加，這是人體有戰鬥力最好的證據。所以，**不要輕易的消滅自己的免疫力**，這叫做「自殘」啊！

發高燒時……不要擅服退燒藥

要不惱不火，不冷不熱得捱過戰爭期，當然還是有辦法：

1 **不要睡冰枕。**因為人體的溫控中心（延腦，又叫生命中樞）在枕骨處，冰枕會干擾腦部對溫度的設定，病人除了發冷，無法退燒。

2 **不要用酒精擦拭，**這種降溫方式太刺激，有可能引起病人休克。

3 **不可濫用退燒藥。**打擊免疫力不說，有時嚴重的後果是器官衰竭（雷諾氏症候群）。

4 觀察病人是否嗜睡、意識不清、對於人物地點時間分不清楚，或抽筋、頭痛、頸部僵硬。如果沒有以上症狀，不必急著就醫。

5 連續高燒三天以上，胸痛或呼吸急促，要立刻就醫。

6 衣服少穿（或不穿），打開冷氣和風扇，一定要開窗通風，以免全家都遭殃。

7 洗個溫或冷水澡都可以。**多喝豆漿、果汁或蛋花湯這些有營養的流質食物才對。**

喉嚨好痛時……先改善症狀

生病時除了要啟動發燒來抗病，最好再加上喉嚨痛。人體咽喉部的扁桃腺，是病原進入人體的第一個警察局，喉嚨痛就像匈奴來犯，萬里長城的牆頭上就燃火示警的意思一樣。尤其是九足歲以下的小孩，扁桃腺非常的盡責保護小主人，每次生病它都要犧牲自己來啟動幼兒免疫力。因此，小孩生病時醫生說：「喉嚨有點紅」或是「扁桃腺腫了」，這都是超級廢話！

百分之九十的人過了九歲，扁桃腺就功成身退得賢慧（閒著什麼都不會）持家保持沈默。但也有少數福氣很大的人，常受扁桃腺的免費保護——一生病扁桃腺就腫得很頭大。這種祖上有德的人，常不明白自己其實是福大命大，如果又碰上個人渣醫生建議切除，那就一失足成千古恨了。

大門不關，引賊入室，那是不偷白不偷。

喉嚨不痛，免疫不足，那是一病就很慘。

喉嚨痛和發燒一樣，只要對症治療，減輕症狀為優先：

1 沒有弄清楚病因，不要服用抗生素或抗病毒藥

細菌或病毒的反撲突變，只會讓我們吃不了兜著走。

2 舒緩喉嚨痛，喝冰的吧

你沒看錯！喝冰的飲料或含著冰塊，都能舒緩疼痛和腫脹。這時候還要病人吞點熱湯袪寒，或者喝點熱水暖身，那就太不人道了。除非病人自己說：「我不要冰的」。

3 多喝西瓜汁，對付狠角色

紅心西瓜連白瓜肉一起打汁，或做成西瓜冰塊，都能強化上呼吸道的抵抗力，對付喉嚨痛這是個很有效的好幫手。回顧過往，如果是吃藥長大的人，千萬要把這種白肉西瓜汁每天灌個五百西西，代謝殘存的藥毒。人體沒有抗藥性，治療成功的機會才大。

4 喝杯濃綠茶，加上甘草片可消炎止痛

非常時期也得要有非常的飲料，因此最近喝的綠茶一定要濃一點。五百西西的杯子要放二至三個茶包，最多續泡一次就換新。最重要的是加上二到三片的甘草片，甘草身負防癌消炎強肝止痛化痰鎮咳利尿排毒等神奇大任，如要保命火速行動，甘草一天的劑量不能超過五公克，約是十片甘草片的份量，否則會造成鉀離子太低，血壓有飆高的危險。

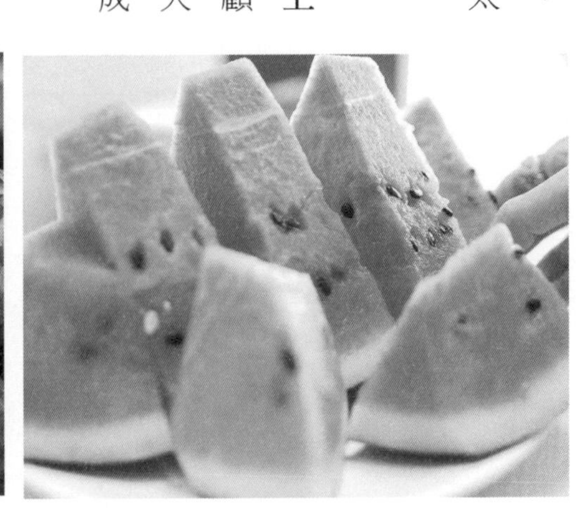

流鼻涕、咳痰很嚴重……拍背法很有效

生病了會發燒是好的，喉嚨痛是對的，至於鼻涕該不該流呢？冬天的早晨一出被窩，像自來水一樣的清鼻涕，其實是為眼球保暖所分泌的眼淚，量多且乾淨。如果家中停水，可以拿來刷牙（如果你當真這麼摳門）。穿高領衫保暖，用熱水洗臉，喝點熱食都非常有用。發燒時的白鼻涕，是戰火正熱的表現。燒退了鼻涕更濃黃，是戰役結束準備收工的意思。如果鼻涕不白不黃卻是綠色，那代表病原一方佔上風，最好就醫治療。若不是用力不當摳破了鼻腔，帶有血絲那就更加不妙了。

咳嗽，是氣管把死亡的病原和為你捐軀的免疫細胞，排出體外的反射動作，這種反射並非人人都有，病危病重深度昏迷的病人都辦不到。能咳嗽也是要有點本事的，因此我很反對吃止咳藥干擾這麼重要的善後工作！因為這些戰爭的殘骸，清理得越慢身體就復原得越慢。

這大坨的粘液，由鼻子擤出來叫鼻涕，或是由嘴裏吐出來的叫作痰，其實是一樣的東西。如果吐不準垃圾桶沒有職業水準，吞下肚也沒有關係，可以進入腸胃分解並無不妥。最怕吃了止咳藥咳不出來，粘液一路下墜引起支氣管炎肺炎，那就事情大條了。

因此，奉天承運，皇帝詔曰：

1 平時多快走訓練肺活量，一旦有痰才有運氣吐痰的內力。

2 一定要兩邊鼻孔輪流擤鼻涕，才不會因為施壓引起中耳炎或歐氏管炎。

3 鼻塞擤不出來不要強擤，塞個衛生紙捲(不要用香菸喔！)防洪即可。

4 **胸部貼地，背和大腿呈四十五度，從腰往肩方向，以脊椎為中線，背部分兩邊，手心彎曲成碗狀幫病人拍背咳痰，每一秒拍一下，每次十分鐘。超級有效！**

5 來點潤肺的甜品吧——老薑切片加入冷水煮開，再放入白木耳，桂圓乾煮到軟透，加入黑糖。趁熱吃吧！

安了心才能定下神，定了神才睡得著，睡得著才吃得下，吃得下病才會好。

五百分健康便利貼

沒有弄清楚病因，不要服用抗生素或抗病毒藥。細菌或病毒的反撲突變，只會讓我們吃不了兜著走。

2-7

好了，趕快來學「灰熊厲害」的瘦身法

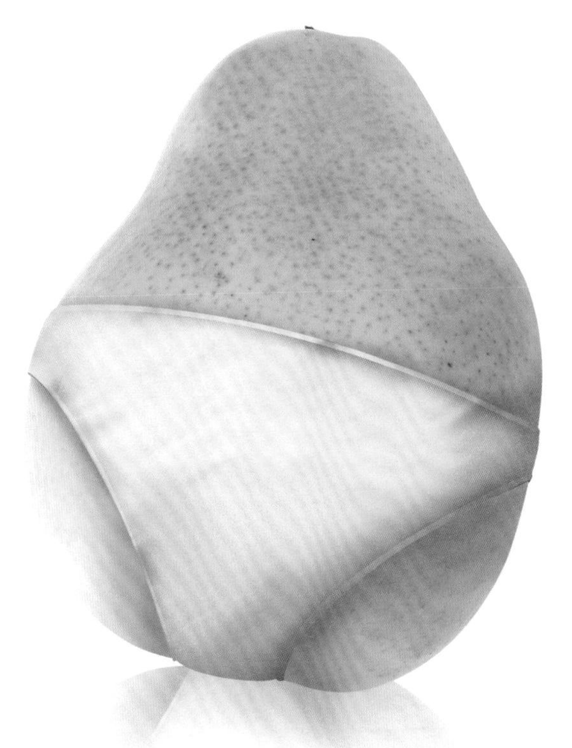

前衛生署署長林芳郁醫師，是個心臟外科的專家，能夠登上醫界領導人的山頭，非常不容易。但是，提起他的夫人林靜芸醫師，我只能用「不得了」來形容她的手藝。她是台灣第一位整型外科的女醫師，令我佩服的不只是她的醫技，最重要的是她對病人的責任感和同理心。

三十多年前我們同在馬偕醫院服務，有一次一起為一個先天性口腔畸型的嬰兒動手術，病人非常非常小，手術非常非常難，過程花了快三個小時，一班人馬手酸腿酸眼也酸，沒人敢喊累，是因為主刀的林醫師是個懷著第二胎的孕婦大人。主要的縫合工作完成後，林醫師丟下一句話：「好了，我要去產房生孩子了。」十五分鐘後，產房打電話來通知大家，林醫師真的順利生下小娃娃，我們才知道，剛才和我們一起併肩作戰的她，早就破水陣痛了。

林醫師創作了無數的美女，因此常有人好奇她是否也是正妹一枚？她不但先天性乾眼症，而且還有點暴牙，胸不豐腰不細腿也不長，但我卻覺得她美得不得了！

唯有人格的美麗，得以永恆不變。

不騙你！我們愛吃又很瘦

但是像林靜芸醫師、李政育醫師這些不因外表困擾的人中龍鳳，實在是鳳毛麟角啊！而我們「吳寶芬健康教育中心」，是個全台灣少數完全不必減肥的機構。在我們這兒上班的同事，一個比一個仙風道骨，有人來拜訪我以後，再也不上門，理由為何大家可想而知，這實在──太欺負人了！

除了虧我們不吃，西北風我們不喝，只要能吃能喝的我們照單全收。餐桌上橫掃千軍，酒席上萬夫莫敵，肚皮通四海，身材不變形。

下午時間，不是有人分糖果發餅乾，就是直接來一片比薩或蛋糕。大家所謂的垃圾零食，我們每個人的抽屜裏都有。

常常有人來問：「吳老師平時都吃什麼保持身材？」我的祕書們什麼大風大浪大人物沒見過？就怕碰上這個難以回答的問題啊！我們這幫人，不但慈眉善目，還身材窈窕，如果招牌改成「吳寶芬麻豆公司」，也絕對夠格。

這會兒一定有很多人想來和我共事了吧？為什麼當我的同事就可以「隨便吃隨便美」？其實，我們只是看多了眾人的病痛生死，才練就了活在當下的豁達呀！

但我也不會因為我特有口福，就勸退大家打消塑身這種偉大的抱負。只是大家可曾想過，如果現今的生活方式只會造就更多的胖子，那麼很快的，瘦子就成了「病態的少數」。到時候，吃不胖壯大不了自己的人，就得時時小心，不要被人壓死。

何謂社會現象？就是大部分的人所呈現出來的景象。但是，常常不見得是正確的。我只願意承認，減肥是一種「社會現象」，並非必要的「健康管理」。

其實對於這種橫豎吃不肥的「珍禽異獸」大家不必太羡慕，除非他娘給了他這麼有口福的遺傳體質，要不然「吃不胖」未必是好事。癌症、重度糖尿病、甲狀腺功能亢進、腸胃功能障礙、心臟功能異常、先天性心臟病、精神憂鬱情緒低落，都有可能是「糟蹋糧食一族」。

在台灣，五成的男人，三成的女人，超過醫學界制訂的標準體重。在美國，和肥胖相關的產業，每年超過二千億台幣。減肥塑身，是生意人眼中的金飯碗，是醫院裏最大宗的病人來源，也是尋常百姓最熱切的共同話題，許多人和口腹奮鬥的終生大事。

過胖有壞處，減肥不要命？

提到肥胖對健康的影響，大家談起來比宣讀聖旨還流暢，我再說的話就成了廢話。我認為體重過重對一個人的打擊，不是外在的表相，大家不妨思考一下：

1 幾乎每一個過胖的人，都自卑欠缺自信。

小時候被人誇：你們看這小娃兒胖呼呼的多可愛！

長大了被人嫌：你看看這個胖子一身肉的多可怕！

在大街上，被人家當面或是背地裏笑久了，很少有人照鏡子，還笑得出來。

2 很少有人天生喜歡身邊的愛人，長得像企鵝。因此過胖的體型，會成為人際關係的阻力。與人交往，不是被嘲笑就是被捉弄，久而久之，開始憤世嫉俗，或是懷疑人性，這是理所當然的結果。

3 肥胖會給人懶散愚笨的錯覺，在求職的過程中，勢必會受到不公平更不客觀的待遇。在工作的職場上，也會因為體型，常常承擔不對等的分配。「你這麼多肉力氣比較大，這個你來做」。

其實，除了衣服比較大，胖子的力氣和食量，都不見得比較大啊！

4 在美國有些航空公司，會要求「一張椅子不夠坐的人」，買兩張機票。就算飛機全部坐滿，胖子也只有一個腦袋一顆心臟，這不能算是兩個人吶！更何況，胖子很多都不是凱子。若以生命計量，那麼孕婦該買幾張機票咧?!

5 我們不再把楊貴妃當美女，這種不同時代不同的價值觀，我們就不該苛責，這些胖子污染我們的視線。天后蔡依林曾經在記者會上坦承，她不油不肉不澱粉的飲食習慣，被營養師糾正。但是對著台上像花束一樣多的麥克風，她卻說：「我和你們這些凡人是不一樣的」。我認為，她選擇時時刻刻挨餓，減肥減到停經，就是因為她沒有我們這些凡人的福氣。**我們把影視娛樂圈裏的紙片女，平腹男當成健美的指標，實在是糊塗得一塌糊塗！**糧食不缺，飲食男女，吃肉長肉，喝酒積油，這是再正常不過的事了。

有時「數字」會說假話

什麼叫作不肥？

♂ 男生

腰圍除以**臀圍**小於**1**

腰圍小於**90公分**

♀ 女生

腰圍除以**臀圍**小於**0.9**

腰圍小於 **80公分**

這樣的身材都是國際級的標準。

我不建議用BMI值（身體質量指數），是因為人體中，脂肪和肌肉組織的比例，非常相近。我有個學生是無限量級的跆拳道高手楊達人，他也是一位優秀的刑警，他的BMI超過二十八，被醫生要求少吃一點。他不平的告訴我：「老師妳看！我身上都是肌肉那有油？要我減哪裏啊！」很顯然這個醫生腦滿腸肥意識不清，根本沒有考慮每個人的個別差異。

也有人BMI數字很漂亮，外表很好看，但全身都是「肉鬆肉油」，這種「泡芙一族」能算健康嗎？

有時，數字會說假話。

我常說，身材標準並不等於身體健康，而身體健康也不保證心情愉快。但是，肯定自己的人，一定生命充實！

一付皮囊，面由心生，裝在裏面的靈魂才是主角。

等不及了吧！減肥瘦身的十二個關鍵

顧及職業道德和專業責任，我還是得提供各位一些瘦身的建議，可以減肥，不要減命：

1 確立減重的目標才能產生堅持的毅力

是因為走路會喘？膝蓋會酸？還是出不了大門已經變成家中的地毯？愛人的嫌棄？路人的訕笑？或者是想塞進一件漂亮的衣服？如果減肥是為了留住另一半的心，那麼我勸你，還是不留也罷。我真的很希望你的努力是為了自己。

2 吆喝一些革命伙伴一起奮鬥，互相扶持互相監督，團結力量大，肥肉不可怕。

3 千萬不要採取固定制式飲食，每口錙銖必較的研究熱量一定失敗

人生本就樂少苦多，如果每次吃飯都像吞飼料，一旦理智斷線的時候，減重大業一定失敗。

4 每個月減少的體重不宜超過六公斤

快速見效的減重方法，不是利尿脫水，就是狂拉不止。還沒有恢復魔鬼身材就先變成脫肛的倒楣鬼。

5 減肥一定要顧及人體基本需要的熱量，才不會讓無辜的內臟停擺

計算食物熱量減肥的同胞們一定要注意，男人每天一千四百大卡，女人一千二百大卡，是維持生命運作的最基本熱量。

6 減重前後都該做健康檢查

做了檢查才能確定減重的結果，不但有了面子也沒有傷到裡子。檢驗項目：Total protein、Albumin、Globulin、AST、ALT、Alkaline-P、γ-GT、BUN、Creatinine、Uric Acid、AC、Triglyceride、HDL、LDL、WBC、RBC、Platelet、Hemoglobin、Amylase、LDH、CPK、Ca、P等。空腹八小時抽血即可。

7 以小搏大法

把食物改用小的餐具盛裝，一上桌就有非常豐盛的視覺滿足。一小撮肉絲變成滿滿的一盤，一碗飯的量用小碗分成兩碗，一小條魚用小盤子一裝看起來像大魚，吃得少卻不覺得受委屈，是非常重要的心理建設。

8 時間拖延法

飯前先喝一大碗湯，最好食材耐啃又耐嚼，排骨湯鳳爪湯鮮魚湯，都能消磨很多時間。時間?!減肥為什麼和時間有關?開始進食二十分鐘以後，大腦才有飽足感，這段黃金期是哄騙大腦最好的時刻，不管吃了什麼，大腦都能心滿意足。

9 細嚼慢嚥法

吃飯速度放慢，不但可以讓大腦降低食慾及食量，最主要有防癌的功能。因此，狼吞虎嚥的人，身材都是虎背熊腰也是理所當然的啦！

10 別管菜色，先把主食改成地瓜或馬鈴薯

地瓜的神經節苷脂（Gangliosides）和馬鈴薯的氯酢酸（Chlorogenic acid），都有防癌和抗腫瘤的魔力，豐富的水溶性纖維不但能通便，還有豐富的飽足感。減肥最怕上頭吃不飽，底下又便祕，這種心浮氣躁的情緒，很容易前功盡棄。

一碗白飯和一碗地瓜的飽足感相同，但地瓜的熱量只有米飯的一半，而馬鈴薯的熱量則更

低。這二種薯類都富含維他命和礦物質，不但減肥更能養生。

地瓜選擇紅肉的保健效果更好。連皮吃才是王道，烤比蒸煮可口，烤箱或微波爐都能使用。

台灣有個老師教人吃地瓜發了大財，我不急著發財，我們先把肥肉打倒再說吧！

11 至於什麼油、什麼肉、什麼菜、什麼果，最有利於減重，我們後面詳談，因為這一篇內容，好擠呀！

12 **湯足飯飽後，一定一定要來杯濃濃的綠茶**，為這個減肥大業劃下完美的句點。

為什麼要喝茶?!趕快看下去吧！

五百分健康便利貼

先別管菜色，減重第一步先把主食改成地瓜或馬鈴薯。地瓜的神經節苷脂和馬鈴薯的氯醛酸，都有防癌和抗腫瘤的魔力。

2-8

抗老、防癌、瘦身，春天一定要找茶！

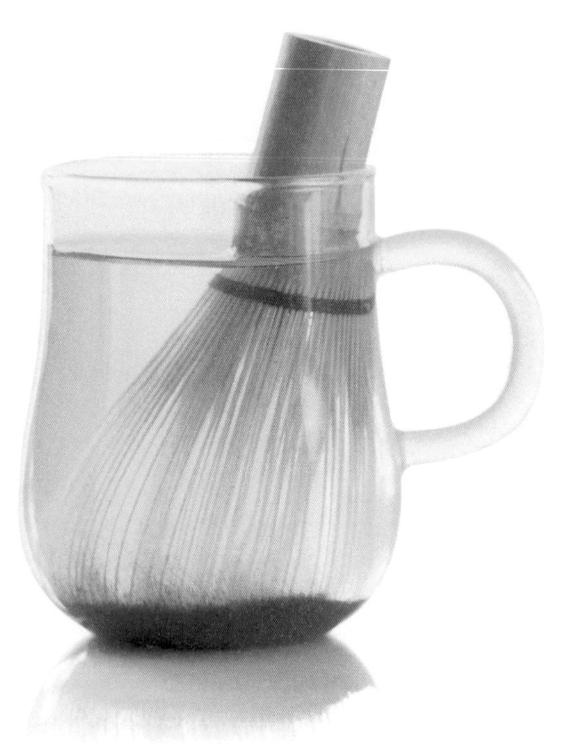

中國人之所以人才輩出、品種優良、我認為和千年來喝茶的文化，極有關連。在台灣我講遍所有的行業，喝茶習慣第一名要得的就是警察。因為工作的關係，我有許多當警察的朋友，當了他們二十多年的健康教育老師，我深切的明白，他們的職業不但辛苦委屈而且非常危險。而每一個警察局裏，一定有一張泡茶專用的茶几，發牢騷吐苦水罵上司批時事，人手一小杯茶，卻有非常大的平衡作用。

把酒言歡，品茶談情。

酒逢知己千杯少，好茶下肚不嫌多。

但是學院派的醫學教育，是不提茶與酒這種「黑五類」的（咖啡香菸檳榔是另外那三類），所以大家也別奇怪，為什麼在醫院裏，聽不到茶與酒的好話。

每次演講，我忠告大家：為了好好生活，少去醫院，年過三歲就該戒奶。聽眾總是非常驚訝。

當我再說，期盼抗老防癌，減重輕身，降三高防蛀牙沒口臭，那就得喝茶灌咖啡，大家更是驚嚇！

因為大部分的人，都有「蟻性」。而且越是專業的人才，越像工蟻。這些學者專家只認得住家往返職場的路線；三餐的食物不管是美味還是倒胃，只要有吃就好；甚至拿著自己的提款卡，還搞不定提款機裏自己的鈔票。我們不該用「生活智障」來嘲笑這些做事專心一意的達人，因為他們的專注很有可能創造全新的結果。

而我們也渴望從平凡的生活中，尋找平安的福分。儘量遵循傳統，才能享有前人的經驗。儘量不要改變，才沒有抉擇的麻煩。

但是遵循傳統，也意味著故步自封，拒絕學習。

七年前，我應邀去行政院農委會茶業改良場演講，台下的每一位都是茶葉專業中的專家。木訥寡言的林木連場長是土壤學的博士，而其他的學者看起來，根本就是「路人甲乙丙丁戊」一般的平凡。但是這些一點都不平凡的平凡人，開啟了我進入茶葉領域的學習，以及反省。

因為楊盛勳課長的大力協助，我非常幸運的參加一年一度所舉辦的茶葉研習班。開課前楊課長對我說：「如果妳在台下上課聽講，我們這些老師都會壓力很大！」結果呢？結訓典禮那天，因為沒有人自願上台發表受訓心得，我就被製茶課的陳國任課長「叫」上台了。面對台上的學者專家，台下的市場行家，我真的是個半路出家。當天我心中的感受和激動，只有四個字——羞愧萬分！

日後我曾跟隨陳國任課長，參加多次的評茶比賽，見識了他評茶的功力，我只能告訴各位一句話——他不是人！

我在他身邊當了半天跟班，一點兒功夫都沒沾著，只是再次的證實自己的味覺有多遲鈍。但是我能詳詳細細的解釋，我們為什麼要找茶。

茶與健康密不可分 兒茶素是狠角色

1 兒茶素抑制癌細胞生長

在台灣約五分鐘就有一個新的癌症病人，與其害怕被點名出列，那就趕快找茶庇護。**茶中的兒茶素**（Catechin）**可以抑制癌細胞中蛋白酶**（Proteasome）**的活性，讓癌細胞萎縮死亡**。最好的是，這種戰爭的方式，非常和平又斯文，沒有兩敗俱傷的耗損。

2 抑制人體細胞的脂肪酸合成酶（Fattyacid synthase, FAS）

FAS增加會讓三酸甘油脂、膽固醇、脂肪組織，甚至癌細胞的數量都跟著上升。因此面對美食又擔心三高作怪的人，更是不能不找茶。

3 血液中的脂質變少，血流通暢，自然就能預防心血管疾病。

4 預防脂肪肝

降低了不利於健康的FAS，也能減少脂肪累積在肝臟，預防脂肪肝。當然「去油解膩」的另一種白話的說法，就是「減肥輕身」。

5 抑制幽門桿菌

兒茶素中最有用的成分是EGCG，這不但是強力的抗癌物質，還能抑制幽門桿菌。而幽門桿菌和胃癌胃潰瘍、十二指腸潰瘍、慢性胃炎都有直接的關係，因此喝茶不但不傷胃，還是保「胃」的健康工具。

6 兒茶素能增加腸內的好菌（益菌），體內的益菌強化了免疫，就能減少過敏的症狀。

7 兒茶素分解自由基，體內不但防癌，外表還能防老。坊間很多保養品添加茶的萃取物，不但不會越用臉越綠，裝嫩要小就靠茶了。

8 茶葉中的咖啡因不但提神，也能利尿。最近的塑化劑把大家嚇得「小鹿亂撞」，唯恐毒素排不出去，那就來一壺茶吧。

9 茶葉中的丹寧酸和類黃鹼素，可以殺菌抗病毒，用在皮膚病之外，消除口臭預防蛀牙，這樣更能裏外兼顧了。

10 特殊茶種佳葉龍茶中的GABA，還能降低高血壓及解酒保肝。

11 茶屬弱鹼性，符合人體的弱鹼屬性（PH值七．三五至七．四）**，沒有比茶更「鹼得剛好」的飲料了。**

12 茶葉中含有的苯丙胺酸能安神定性，面對全球的金融海嘯，至少還有點能耐苦笑。唯有捱得過寒冬的人，才能盼得到春天啊！

跟著我找好茶

1 海拔高度與價錢高度成正比。一千公尺以上高度的茶葉才能歸類高山茶，在台灣市場約佔百分之五，其中以大禹嶺的二八五〇公尺最為頂極少見。

2 季節：春茶品香，冬茶品味，秋茶第三，夏茶最後。茶葉最難保存的是香氣，至於不要走味，最好把茶葉放在冷凍庫保存。

3 品種：青心烏龍、金萱（台茶十二號）**、翠玉**（台茶十三號）**、四季春……，族繁不及備載。**這就是龍生龍，鳳配鳳，老鼠的兒子會打洞的道理了。

4 製茶技術：不醱酵，半醱酵，全醱酵，後醱酵及厭氧醱酵，都是一門超級學問。

5 知名度。比賽後拿了獎的茶，理當是好（貴的）茶了。

還有一項標準，我一定要另外說明，就是茶的年分。

普洱茶就是這種特別講究年分歷史的茶。姑且不論這種茶一開口要價上萬元，有沒有本事買得起不講，對身體健康能不能大大的提昇，應該才是大家最關切的吧？**茶要新鮮酒要陳，這是極端不同的標準。茶放的越久，受潮的機會越大，產生的黃麴毒素（Aflatoxin）就越豐沛，得肝癌的機會就會越容易。**

我選擇講真話得罪賣高價茶的大爺，也不願意犧牲不知真相的無辜百姓。

我們怎麼可以因為無知而生病?!

其實平地茶的兒茶素比較多，而夏茶雖然茶湯不美，香氣不足，但兒茶素卻比春冬秋茶多得多哦。因此我不會建議大家非得買好喝夠香的茶，我認為好茶的首要條件應該是兒茶素的含量。品茶真的是享受，評茶完全是找碴兒，我們只要作個平凡喝茶、健康生活的好人就行！

茶中「極」品報乎你知

按照醱酵程度，茶分為五種：

1 不醱酵——綠茶，最健康，多喝吧。

2 半醱酵——烏龍，最香醇，享受吧。

3 全醱酵——紅茶，最溫和，常喝吧。

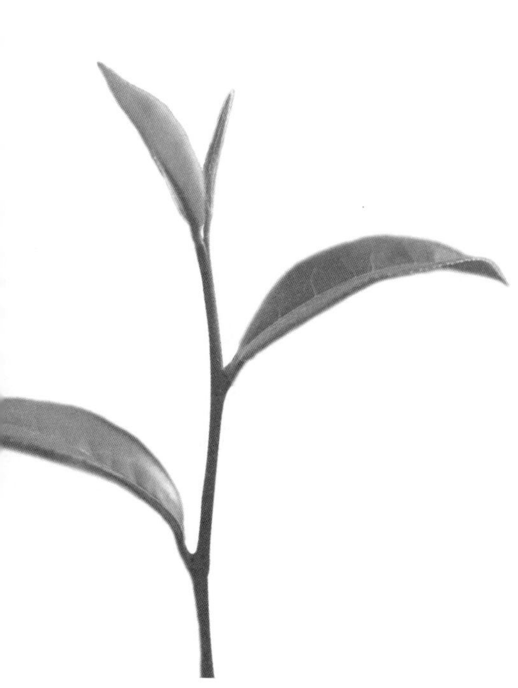

4 後醱酵——普洱茶，有爭議少喝吧。

5 厭氧醱酵——佳葉龍茶。這是種含高量γ－胺基丁酸（γ-aminobutyric acid）的保健茶：英文簡稱GABA，所以又稱GABA Tea或佳葉龍茶。高品質的GABA Tea每一百公克乾茶，GABA含量至少一百五十毫克(mg)以上，含量越高價格越貴。

一九五五年Takahashi博士就證實GABA有降血壓的功能，直到二〇〇一年，中國農科院茶研所採用放射性顯影技術，證明了GABA降血壓的作用。而GABA可以解酒的原因，與高含量的丙胺酸(alanine)有關。

GABA是人體神經傳導的重要成分，缺乏時會焦躁、不安、疲倦、憂鬱、失眠、不耐疼痛、抗壓性低等症狀。因此一九八〇年代以後，公認是自然界最安全的鎮靜劑，合法的抗癲癇用藥及安眠藥。生活在高壓緊張競爭的環境中，或憂鬱症病人和運動員，都該多補充GABA，才能笑看挫敗，越戰越勇啊！

至於，冬瓜茶、肉骨茶、麥仔茶、青草茶、麵茶，要歸類在哪一種茶？

你就不要來搗蛋找碴兒啦！

大家為健康舉杯，來一大杯茶吧!!

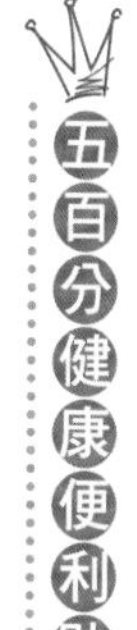

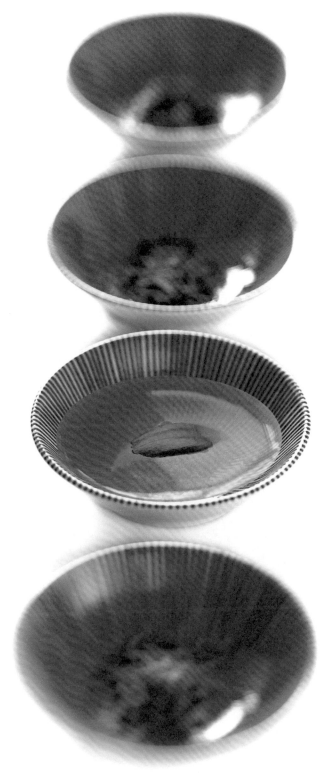

五百分健康便利貼

茶要新鮮酒要陳，這是極端不同的標準。茶放的越久，產生的黃麴毒素（Aflatoxin）越豐沛，得肝癌的機會就越容易。

2-9

熱到爆！多吃西瓜和豆豆茶

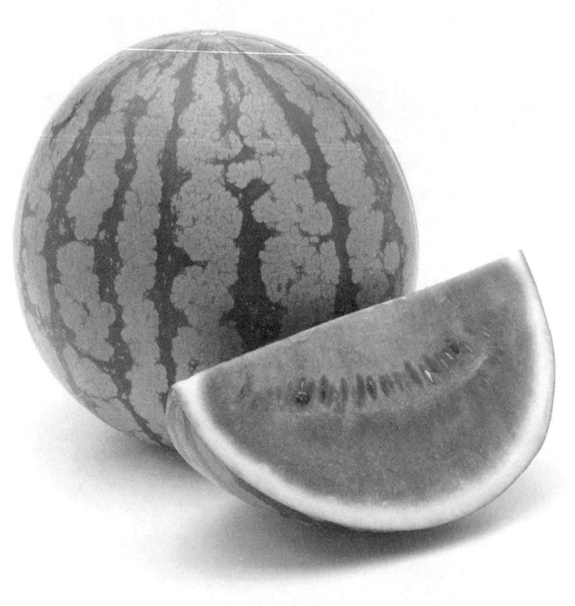

看了這篇文章，地球的溫度不會下降攝氏五度，你家的電費也少不了幾個銀子。既然要冷要熱，是天皇老子的權力，那麼你何不逆來順受的熱脹冷縮，想點對策安頓自己的身心呢？

夏天清涼有撇步！

1 天乾物燥，聽的音樂就不要太熱烈

搖頭樂、重金屬、饒舌歌曲，等到天冷的時候聽比較暖和。現在，水晶音樂、鋼琴演奏、長笛豎琴、歌劇交響樂，都能讓心情涼快。可以清心，但是不必寡慾！

2 室內的溫度和戶外的溫度，不要相差攝氏十度以上

乍冷乍熱對於循環及血管收縮，都是一大考驗。進了冷氣房頭痛鼻塞打噴嚏，出了大門頭昏眼花全身乏力，這都不是健康寶寶的指標。

3 在冷氣房內流汗少小便少，但是皮膚失水的速度卻不少，因此就算不渴也要多喝水

否則冰久了又缺水的人，看起來就像過期的冷凍食品了。冷氣房內放一桶水，可以增加濕度，身體補充水分，可以增加健康的水嫩度。至於吃啥喝啥，看下去便知分曉。

4 多吃紅心無子西瓜，是第一等健康人的首選

西瓜所含的茄紅素（Lycopene）是所有蔬果類的第一名，尤以無子紅心西瓜為最。茄紅素能夠預防百分之九十的上呼吸道感染，減少百分之八十罹患肺癌的機會，也能減少百分之六十大腸癌胃癌，增加精子的活動力以便受孕，降低體內的低密度膽固醇，抵抗歲月的摧殘抗氧化，預防男生年紀資深之後的攝護腺肥大及攝護腺癌。而西瓜內的鉀，還可以降低血壓以及幫助腎臟病人消除水腫。最精彩的瓜白，怎麼可以丟去餵豬？瓜白中的瓜胺酸及精胺酸是壯陽的狠角色，因此中藥的方劑「天生白虎湯」由此而來。不要太快樂昏了頭，我還有瓜白的好話沒說完：降低血糖，分解脂肪、消渴除臭、排藥利尿，這些豐功偉業，都被不知好歹的

芸芸眾生給浪費了。

現在，我們一起為這神奇的水果呼個口號唄：

西瓜西瓜，不吃是傻瓜，不啃是呆瓜，

瓜紅瓜白一把抓，大家一起頂呱呱！

5 每天一千西西的豆豆茶

這個玩意兒你沒聽過？不知道？上哪兒買？如果大家都明白，那我混啥？先找一個五百西西的保溫杯，一支湯匙，再上街買綠豆紅豆和甘草片。各舀一湯匙的生綠豆和生紅豆放入杯中，先用水洗淨倒乾後放入二片甘草，先加八分滿冷開水後再加二分滿熱水，或者直接倒入攝氏四十度以下的溫開水，蓋上杯蓋浸泡二十分鐘後飲用，就是健康寶物豆豆茶。

如果只泡不喝，右眼看綠豆、左眼瞪紅豆，那麼奇妙的好處你就撈不著了。因此你得規定自己，中午以前把第一泡五百西西喝完，下午原班人馬不變再來一泡，五百西西喝完才能下班回家。泡了二次，陪你忙了一天的綠豆、紅豆和甘草，此時可以功成身退的請進垃圾桶了。

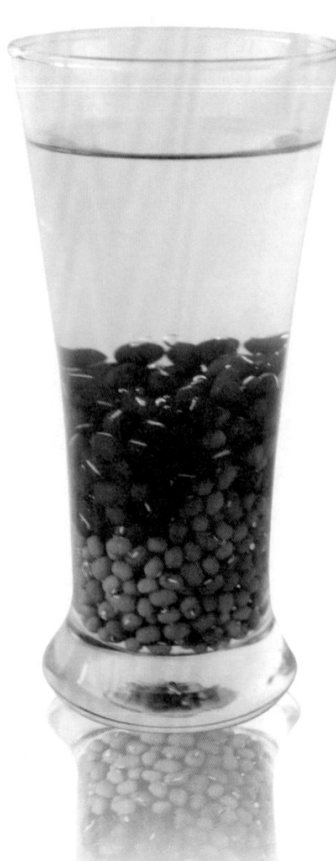

你想知道為什麼喝豆豆茶？①**豆類含**

皂苷（Saponin）可以通便利尿，降低膽固醇，消水腫降血壓。②豆類所含的異類黃酮（Isoflavone）能防癌抗老，保護心臟血管。③綠豆保肝解毒清燥熱，也是護膚的美容聖品。皮脂分泌旺盛的夏季，綠色的綠豆，可以讓人身體環保臉不發綠。④豆類中的B_1及B_2可以提神醒腦，讓你體力充沛。儘管暑氣逼人，也不會成為廢人。⑤甘草這種被稱作「仙草」的豆科植物，豐富的皂苷（Saponin）甘草酸（Glycyrrhizin）能夠化痰止咳鎮痛消炎利尿保肝，更能防癌。

咱們現在也為豆豆茶來段順口溜吧：

紅豆綠豆加甘草，保肝解毒好法寶，
消腫降壓沒煩惱，防癌美白你最屌！

一個夏天要過得順當，只啃西瓜只喝豆豆茶當然還不夠。如果你覺得涼得還不過癮，就快翻到下一頁吧！

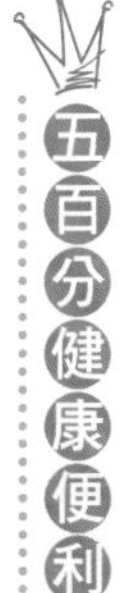

五百分健康便利貼

西瓜所含的茄紅素（Lycopene）是所有蔬果類的第一名，尤以無子紅心西瓜為最。茄紅素能夠預防百分之九十的上呼吸道感染，減少百分之八十罹患肺癌的機會，也能減少百分之六十的大腸癌、胃癌。

2-10

夏日炎炎，不發胖、不躁熱的清涼方

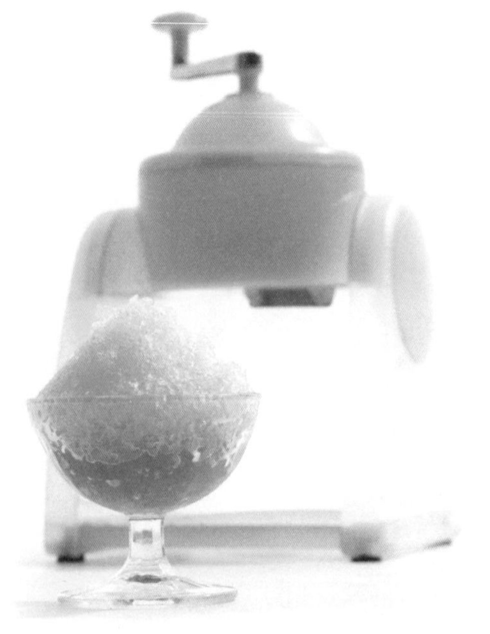

正午，亮晃晃的太陽底下，大家一定有過這種念頭，想把馬路當油鍋，打個雞蛋就可以吃荷包蛋了。這樣說來，住在烏魯木齊的百姓，鐵定都是就著柏油馬路開飯的！

有人情願凍斃，也不想被熱死。因為醫學上一個人凍斃了，仍然有很大的機會能救活，細胞在低溫時能減少消耗保留生命力。但如果是中暑或熱衰竭，那就真的是「熱死」了。

如今我們這些生活只用大腦的現代人，美其名是分工精細。其實，少了和天地的接觸，我們肩不能挑，手不能提，腿不能行，苦不能吃，凍捱不得，熱更受不了。就只剩一顆腦袋，好的擠不出來，壞事想一大堆。

儘管全世界的石油只漲不降，科學家一再警告地球溫室效應的可怕，但，沒有空調，我們真的不是太陽的對手啊！

我有一位小學的男同學，身高一米八，體重七十公斤。他平日酷愛戶外運動，爬山、游泳、打球……樣樣精通。更愛高熱量的美食消夜！但是這傢伙怎麼晒都不黑，怎麼嗑都不肥，更氣人的是他臉上什麼斑都不長。他的智慧體貼、開朗幽默，只有「肖仔」不喜歡他。

他的存在，叫做模範。

不像在下，只顧吃飯。

但是，對於很多不吃也胖，不曬也黑的女性同胞來說，他是最討打的典範。

人生，怎麼可能公平嘛！

人生，就算再不公平，地球，還是氣定神閒的轉動。

腸胃造反、皮膚搔癢？夏日保健小撇步

不管是熱得頭暈、胸悶、噁心、皮膚濕冷的中暑，或是皮膚潮紅、無法排汗，意識不清甚至休克的熱衰竭，都是夏季裏兇猛的殺手。預防的方法當然不是躲在冰箱裏，消暑最快的對策就是補充

正確的水分：

1 不要光喝白開水

沒有任何營養成分的白開水，既不能補充我們因為流汗而大量流失的鈉和鉀，也不能提供糖分幫助我們對抗炎熱所引起的疲倦，太多的水分還會改變細胞的滲透壓，造成「水中毒」。作個健康的聰明人，第一步就是少喝白開水。這些話，我一開始不就說了嗎？相信各位沒有忘記。

2 啤酒消暑也不是個好主意

每一西西酒精能產生七大卡熱量，和九大卡的油脂差不多。所以當你知道一大杯美得冒泡的啤酒，其實就是一杯黃澄澄的沙拉油，還是少喝點吧。其次是因為酒精有利尿的作用，水分排出去太快，那不更渴更熱了？啤酒只長肉，不消暑啊！

3 腸胃不造反，煮點藿香茶

去中藥店買一點藿香，水開後再把藿香葉放下去，煮三至五分鐘就好。這種茶湯會有點刺鼻，如果煮太久沒了味道，效果就大打折扣了。藿香茶專治飲食不潔引起的上吐下瀉，常喝就不必擔心腸胃造反了。天熱食物壞得特快，一定要注意保存方法。

4 不長痱子的妙方

如果長了痱子或過敏引起的風疹塊，紫蘇、薄荷、香菜（芫荽）或九層塔，任何一種都有效。

先把葉子切碎，水開後煮三至五分鐘，湯一部分喝掉，一部分清洗患處，很快就能見效。

5 採一些竹子葉煮成湯，加一點黑糖當飲料，可以預防中暑、皮膚搔癢及發燒昏迷

如果能找到在雪地裏生長的「雪竹」，清熱解毒的效果更好，下回去哈爾濱別只顧著啃冰棒看冰雕，帶點雪竹回來放在冰箱裏，到了天熱這就成了護身符了。而竹葉尖還有「排膿外托」和「清熱內消」的作用，對於不熟的青春痘和不明原因的疹子，在沒有化膿前可以消解掉，如果已成熟則可「突破」早點排出癒合。

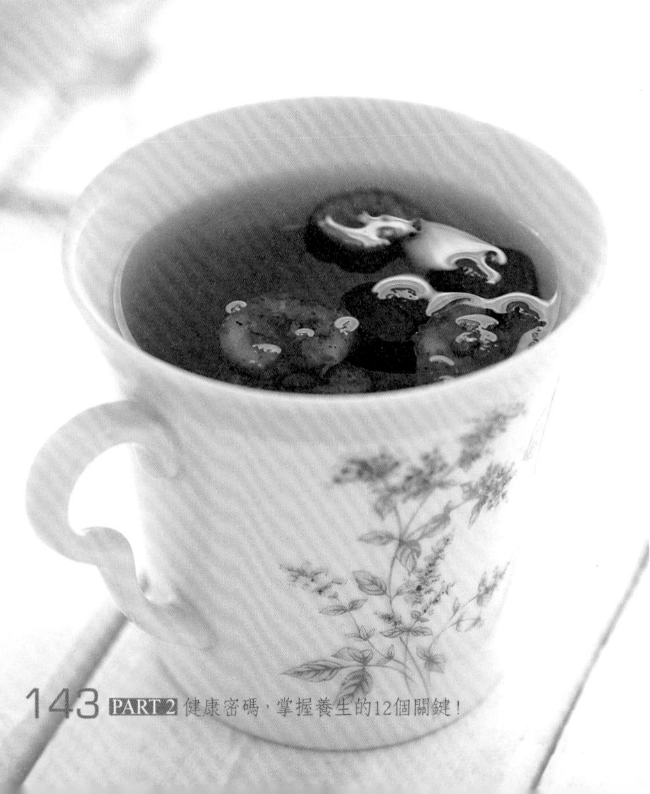

美人最愛！健美瘦身茶飲自己煮

如果天熱臉皮還跟著鬧革命長痘痘粉刺，那麼我們也得見招拆招過個幾招：

1 去火茶

- **材料**：金銀花、菊花、紫地丁、青天葵、蒲公英各等量。
- **作法**：將所有材料洗淨後，放入滾水中煎煮成茶即可。
- **適用對象**：茶性偏冷，可清火去毒，適合痘痘呈紅色者，痘子是黑色者不宜。

2 消腫茶

- **材料**：熟附子十五克、芡實六十克、生薑十克。
- **作法**：將所有材料洗淨後，放入滾水中煎煮成茶，濾掉材料後即可飲用。
- **適用對象**：茶性燥熱，有補腎效果，適合有黑色痘痘者。

3 去油茶

- **材料**：山楂十五克、肉桂三克、紅糖三十克、生薑十五克。
- **作法**：將所有材料洗淨，將山楂加入滾水中煎煮，再加入其他材料煮五分鐘即可。
- **適用對象**：有溫胃效果，體質燥熱者可少放肉桂，黑痘者可喝，痘痘發紅者少喝。

4 舒暢湯

●**作法：**將白木耳三錢洗淨泡軟、蘋果一顆洗淨留皮去心切塊，香蕉一條去皮切段，加入杏仁三錢、六碗清水至砂鍋中，蒸二小時後食用。

●**喝法：**每週一次，可改善粉刺、暗瘡、便祕。

5 去斑湯

●**作法：**將綠豆五錢、白木耳五錢、百合五錢洗淨浸泡半小時後，加適量清水用大火煮滾轉小火煮至綠豆變爛熟後，依個人喜好加少許鹽或糖調味即可。

●**喝法：**每週喝一到二次，可清熱解毒、潤膚去斑。

6 代謝粥

●**作法：**將等量黑豆、黑芝麻、黑糯米、黑棗、黑木耳、何首烏、南瓜子磨粉煮粥。

●**喝法：**每週喝三到四次，可增加皮下色素代謝。

依體質甩油事半功倍

夏天熱得半死，千萬別讓自己悶得發慌。利用季節的特性順便減肥吧。

中醫把肥胖體質分為「肝腎兩虛型」，「脾虛濕阻型」，「胃熱濕阻型」，和「肝鬱氣滯型」四種。以下按照各型肥胖的不同列表說明：

肥胖類型	特徵	減重建議	食方範例
肝腎兩虛型	以更年期族群多，體型肥胖，合併有高血壓、糖尿病等慢性病，少吃體重仍上升。	可補充黃耆、枸杞等補氣養血的食物，最好稍微增加運動量。	**枸杞草蝦** 草蝦一斤去殼及腸泥；鍋中放入適量的水，加入枸杞六錢、黃耆三錢、小火煮約三十分鐘，改大火，再將草蝦、蔥、薑以及米酒放入鍋中煮熟即可。
脾虛濕阻型	下肢易浮腫，肌肉鬆軟，小便少，容易疲倦無力，產後居多。	可補充利水排出的食物如薏仁，茯苓可以補脾健脾，也具有利尿作用。	**四神湯** 半個豬肚用蔥、薑、酒煮三十分鐘，撈出切成條狀，和薏仁五錢，以及茯苓、芡實、蓮子、淮山藥各三錢，並加少許酒，燉煮三十分鐘，加鹽調味即成。
胃熱痰濕型	食量大，易便祕，容易口渴，肌肉結實，男性居多。	多吃清胃瀉熱的食物，加速新陳代謝，利用排便降火氣。	**銀耳蓮子桂圓湯** 二百克蓮子與水煮沸轉小火，再加入五十克白木耳，熟透後加入桂圓乾調味即可。
肝鬱氣滯型	常鬱悶嘆氣，易緊張煩躁，女性居多，常伴有月經週期不規則。	飲食以舒肝理氣，以及寧心安神、和緩情緒為主，百合是很好的選擇，最好常泡澡。	**百合蘆筍蝦仁** 新鮮百合二個剝開備用，草蝦去殼、腸泥加少量蛋白、太白粉與酒拌勻，起油鍋，一斤綠蘆筍炒至七、八分熟，再加入蝦仁、百合調味即可。

特別強調，夏天想要美白瘦身，預防長斑，通便消腫，那就一定要讓薏仁出場了。綠豆薏仁湯，或是薏仁加上胚芽米用電鍋煮熟代替米飯當主食，都會有「薏」想不到的效果。

另外為了配合暑濕最重的夏天，桂花山楂烏梅湯是瘦身的首選飲料。烏梅可以促進膽汁分泌和油脂排泄，山楂桂花可以化痰行血，在在都能成就甩油大計。

心情放鬆一點，衣服穿大一點，吃飯再慢一點，朋友多交一點，下班準時一點，生活才能更快樂一點！

五百分健康便利貼

六種瘦身茶飲，去燥熱、去油膩，多吃薏仁、用發芽米代替白米，都能健康一「夏」、甩油一「夏」！

2-11

別亂來！秋天不要隨便「惡補」

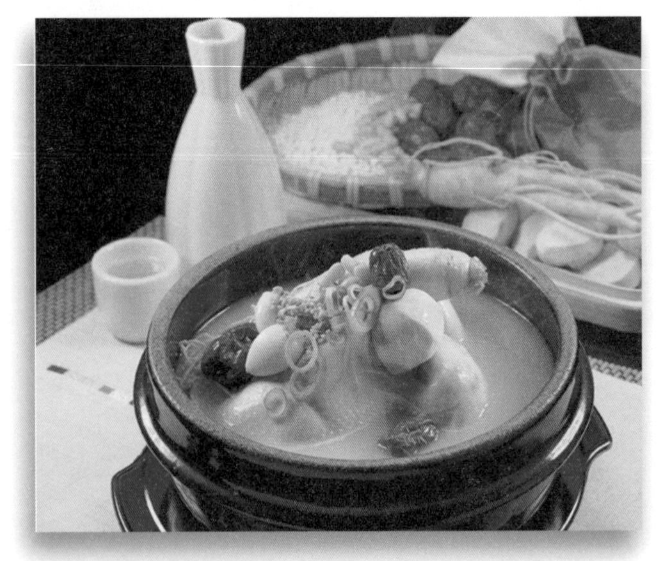

春耕、夏作、秋收、冬藏。

如果把這一套農業運行的輪迴，套用在我們人類這種動物身上，行不行得通？動物植物雖然都是生物，但千萬不要自作聰明的胡來，把自己搞成廢物。

不適合進補的人

一過了農曆的「霜降」，這兩個冷颼颼的字眼就讓人覺得，在外面天氣變冷以前，得先把自己的肚子裝滿燃料，先老天一步的暖和起來才不吃虧。我們真該進補嗎？給大家列幾點意見，由你自己先判斷一下，以下的狀況都不適合進補：

- 癌症、愛滋、狼瘡、類風濕等免疫系統疾病。
- 高血壓、心臟病、腎臟病、腸胃病等慢性疾病。
- 高血脂、高尿酸、高血糖等三高疾病。
- 體內有病原感染：①感冒（含禽流感）②痲瘋③非典④肺結核⑤腸病毒⑥帶狀疱疹⑦口唇疱疹⑧急性結膜炎（紅眼症）及所有發燒等病患。
- 開刀前一週、開刀後二週的病人。
- 容易便祕、失眠、急燥、易怒、長痘痘等上火型體質。
- 每天無肉不歡、酒肉穿腸的飲食男女。
- 月經期間及懷孕期間。
- 身材像蘋果或洋梨的過重男女。
- 下半身容易水腫、靜脈曲張、舌苔厚重的芸芸眾生。

閣下被歸類在以上十點中的哪一點？

各位一定沒見過有人在你進補以前，這麼囉嗦嘮叨的吧？老實說，我並不贊成大張旗鼓的找理由把自己塞爆養胖，到了明年春天再來逼我教大家減肥塑身。做人何必這樣自找苦（補）吃，前後矛盾咧?!

平日吃好睡飽心情爽，管他春夏秋冬，北極赤道，我們隨時都能活得順當如意啊！

秋天著重潤肺保濕

秋高氣爽，天乾物燥，要特別注意皮膚的保養倒是沒錯。溫度下降會讓皮膚的血管皮脂腺收縮，也會讓氣管口鼻特別乾燥，因此秋天是潤肺保濕的季節。早晚鼻塞咳嗽打噴嚏，皮膚脫皮紅腫乾癢，都可以在以下的招式當中，找到應對之道：

1 早晚注意頭頸部保暖，口鼻的保暖尤其重要，高領發熱衣，絲巾圍巾，外出戴帽子口罩，都非常有效。

2 睡覺時房內放一桶熱水，或打開加濕器，可以減少夜間口乾舌燥。

3 **用五片高麗參加五顆桂圓乾加水煮茶，每天早上一杯**（二百五十西西），**就能達到氣血雙補的效果。**

4 **二片甘草加五百西西熱水沖成茶，可以化痰止咳，**防癌消炎，增強免疫力。

5 老薑切片加入冷水煮到水開，依序放入白木耳，桂圓乾煮到軟透，加入黑糖，是潤肺祛寒的最佳甜點。

6 **人參是進補食材中的頭號首選，因為人參皂苷能夠養肺強化免疫。但不同的體質要用不同的人參**，為免吃錯適得其反，我建議選用水參這種未經炮製加工的人參，藥性不強，較無禁忌。另外價格最低，賣相最差的參鬚，是人參皂苷含量最多的部分，而且藥性較涼不會燥熱，各位明白我的意思了吧？便宜有好貨。

7 **如果想要補血加速血液循環，可以加入紅色的食材：**紅棗、黑棗、蜜棗、枸杞、桂圓乾，不但湯色好看，味道更加甜美。

8 用一至三錢的當歸熬煮一鍋湯後，加入麵線或麵條，可以當作補血的主食，性味甘溫，老少咸宜。

9 **三至五錢的山藥，燉一鍋排骨，是補氣的美食。**山藥不可過量，以免脹氣。

10 **五錢黃耆燉魚湯，可以補氣不過燥。**要注意魚肉易老不耐燉，先把藥材煮好，再下魚肉。

11 所有食補都可加入鹽調味，完全不減少藥材效果。如果吃補像吃苦，那不如不補。

12 進補後如果口乾、煩燥、便祕、失眠，脹氣、油光滿面長痘子，那就代表這是「惡補」啦！吃點綠豆湯、白蘿蔔、大白菜、水梨、西瓜，降降火唄！

13 吃人參後二小時，不要喝茶吃水果，以免影響人參的吸收。

進補十三點，幫助各位不要補成十三點。

五百分健康便利貼

進補後如果口乾、煩燥、便祕、失眠、脹氣、油光滿面長痘子，那就代表這是「惡補」啦！吃點綠豆湯、白蘿蔔、大白菜、水梨、西瓜，降降火唄！

[2-12]

好過癮！冬寒吃辣代謝好、免疫力更好！

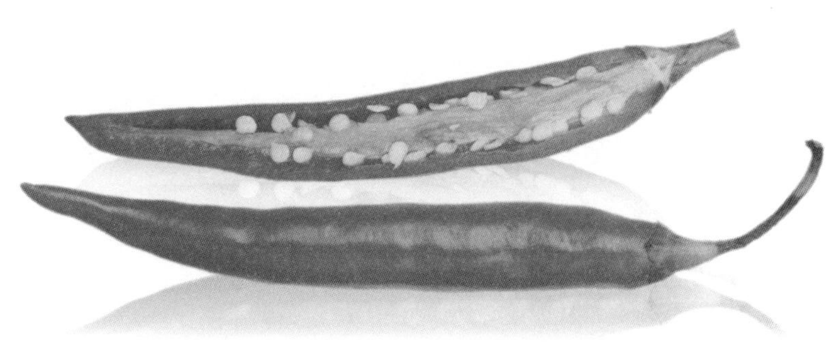

一年四季，冬天讓我最難過。

「吳老師妳這麼瘦，一定很怕冷哦！」

五年前，我去台中的保二總隊第三大隊演講，因為課程一連二天，當晚我住在警察局裏（當然不是拘留所），這個難得的經驗讓我非常開心！第二天一早我給第二梯次的員警上課，中間下課時，潘教官面有難色的告訴我：「老師，我們的同仁要我來向您反應一下，天氣這麼冷，您穿短袖上課。我們在台下穿得這麼多，都好自卑呀！可不可以請您多加一件啊？」

為什麼自卑？

一、當天寒流來襲，氣溫只有十度。

二、他們都是身強體壯的人民保母。

而我卻是身形單薄的中年婦女。

我不是第一次碰到這種「問題」，這就是我冬天之所以難過的原因。我的身材讓人難以相信我很強壯，其實我不怕冷不怕熱，不怕黑不怕鬼，只怕小強和小美（小強的太太）。

我還有一位非常傑出的朋友，他是世界華人講師聯盟創會會長，享譽華人世界的行銷專家，名流好友左右逢緣的人脈大師——張淡生。他不但心美人更帥！但只有一個罩門，「我情願熱死也不要冷死。」他說。

怕冷何妨？怕熱何妨？人如果沒有一點怕，那就不是人了。學會喝水消暑，生火驅寒，才是生存之道。

我們一直把「刺激」當作一種負面的情況，所以生活不要太刺激，才能平順終生。食物不要太刺激，才能溫順養生。因此舉凡色澤不美（咖啡和茶），味道不香（大蒜洋蔥），口感不甜（辣椒芥茉）的東西，都不是好東西。手術後感染時腸胃差坐月子的這一大票人，都要遠離刺激的事物和食物。

震撼感官的食物，顛覆你的健康觀

事實上，所有為感官帶來震撼的刺激食物，都具有震撼的效果：

1 辣得好！強化大腦、刺激生長激素的分泌

中醫把身材矮小者稱為「腎陽虛」和「瘀血證」，腎陽虛者的大腦神經及內分泌的功能，都比較低下。瘀血證者會阻礙大腦的血流量及血流速率，供血不足將直接影響中樞神經的功能。而辛辣、辛溫、辛涼的食物都具有「善竄」的作用，也就是加速血液循環，強化血管蠕動，提昇大腦的內分泌功能，包含影響生長的「生長激素」。所以想要腦袋靈光，四肢發達，就不能食而無味啊！

2 辛辣刺激的食材富含硒(Selenium)

這個奇怪的字唸「西」，世界衛生組織將硒列為人體必需營養之一，行政院衛生署也在二

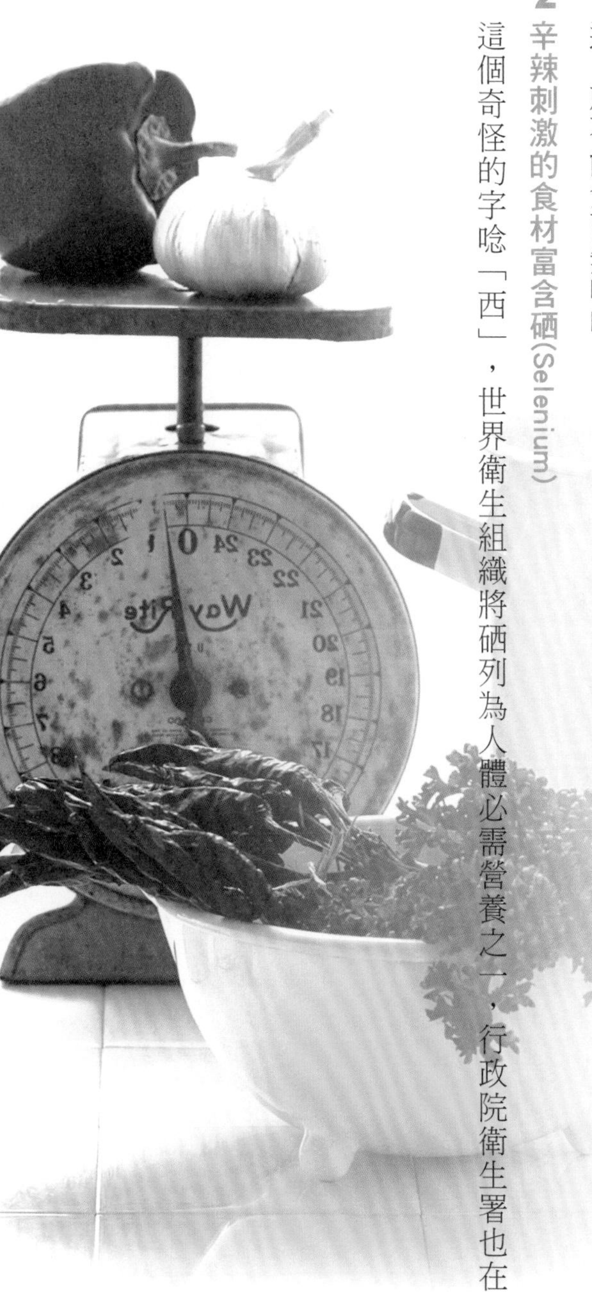

〇〇二年修訂的「國人膳食營養素參考攝取量」，首次列入硒這個元素。這個稀奇的東西功能真的很神奇！**它和心臟病、白內障、高血壓、糖尿病、不孕症、貧血症、肝臟疾病、胰臟疾病、預防感染及預防癌症等四十多種疾病有關。**硒的半衰期是十一天，代謝非常快，不斷吸收也會不斷流失，所以終其一生都該補充。

3 解毒、抗癌、防老、壯陽

S-methyl cysteine是一種刺鼻的硫化物，也是辛辣食材中的成分之一，不但可以解毒抗癌、防老壯陽，對付胃中的幽門桿菌尤其有效。

4 咖哩的薑黃素(Curcumin)可降低膽固醇

薑黃素來自於薑黃這種植物而非生薑。**薑黃素能促進膽汁分泌，發揮解毒保肝的作用，預防老年痴呆症，降低膽固醇及保護心臟血管。**薑黃有春、秋、紫三種，秋薑黃的薑黃素最多，因此買咖哩也是一種學問了。

5 生薑的辛辣味來自Zingerone和Shagaol，這三種成分可以止吐抗菌去腥味，Gingerol可以防癌。當然生薑可以暖身的效果，大家是一定都知道的啦！

6 辛辣食物可以促進鼻腔粘膜的血液循環，收縮淚腺，這樣早上起床就不會一把鼻涕一把淚了。

7 所有辛辣食物都有開胃的效果，不管廚房裏的功夫好不好，這些神奇的暗器常拿來刺激家人的胃口，大家都可以輕輕鬆鬆當「食神」了。

大蒜大蔥生薑韮菜韮黃蒜頭蒜苗蒜苔香菜香椿香茅芹菜辣椒芥茉咖哩胡椒花椒八角茴香孜然薄荷九層塔……。

酸甜苦鹹真滋味，

吃香喝辣最健康。

大家一塊上桌吧！

五百分健康便利貼

辛辣、辛溫、辛涼的食物都具有「善竄」的作用，也就是加速血液循環，強化血管蠕動，提昇大腦的內分泌功能。

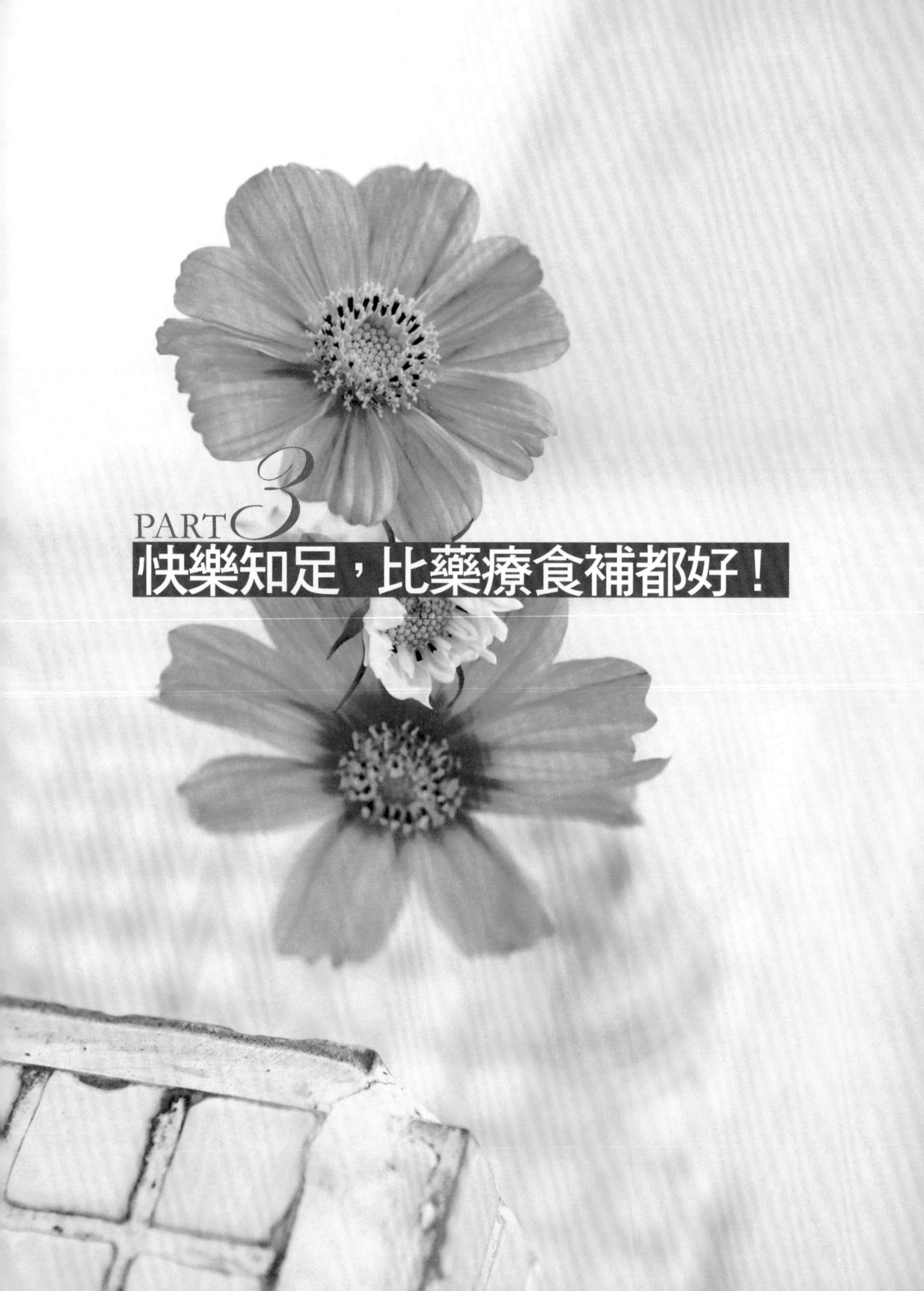

PART 3 快樂知足，比藥療食補都好！

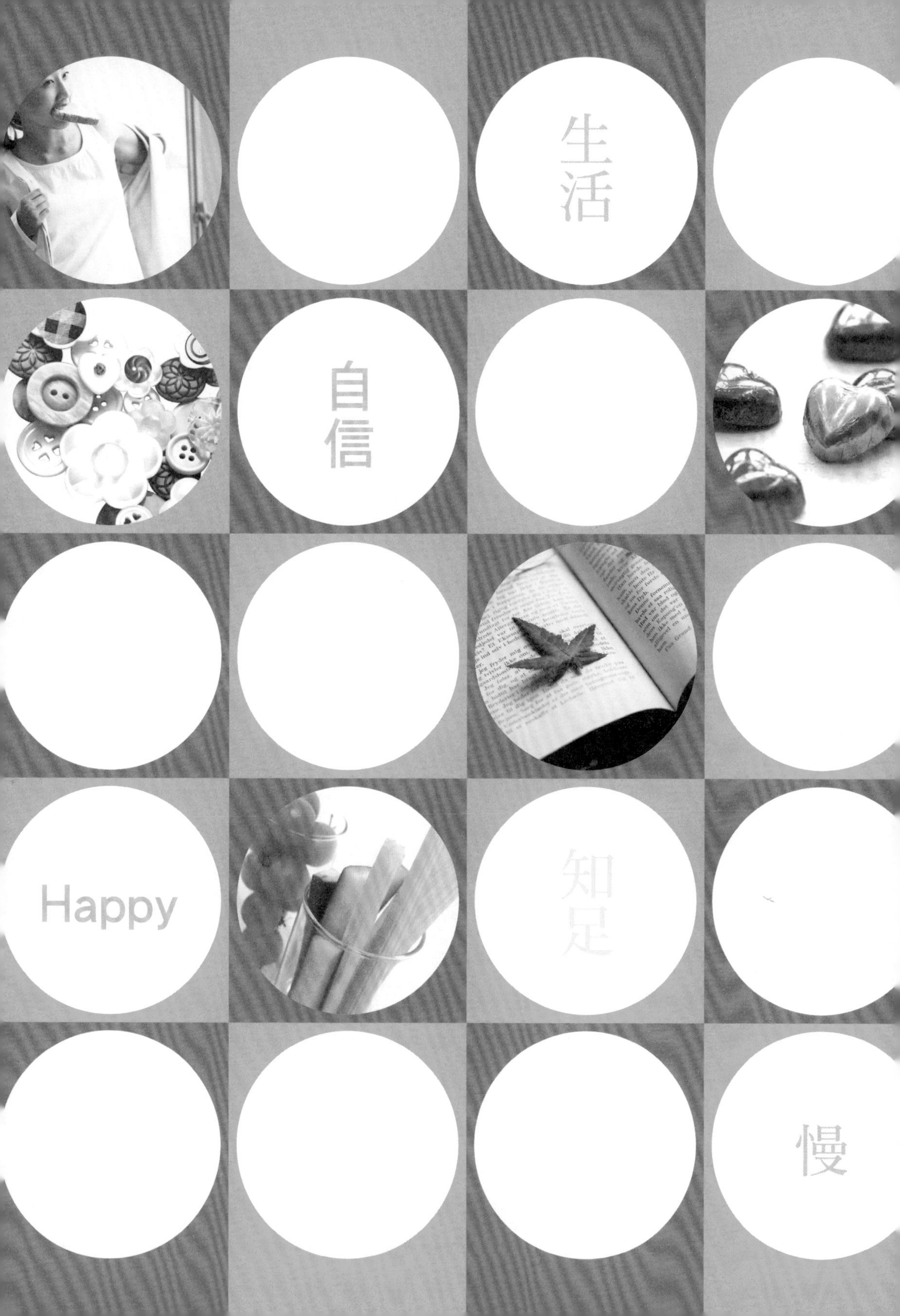

生活
自信
Happy
知足
慢

3-1

多肯定自己：你是最棒的！

有人還在娘胎就是天才，
人人歡迎人人搶是人才，
反骨創新當先鋒是鬼才，
胸無大志沒出息當奴才，
最悲壯的就是做錯誤示範，當大家的教材。

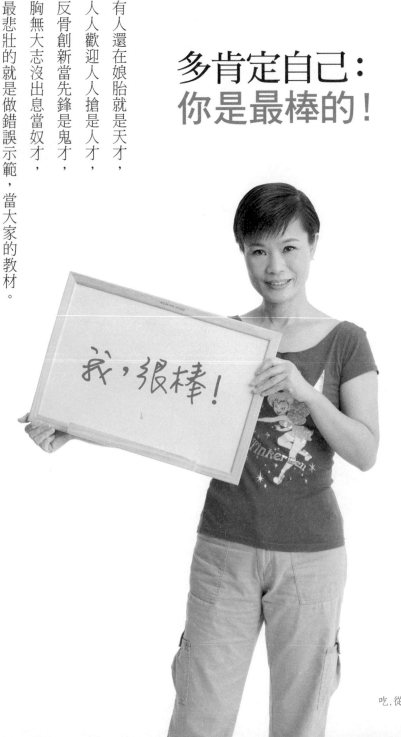

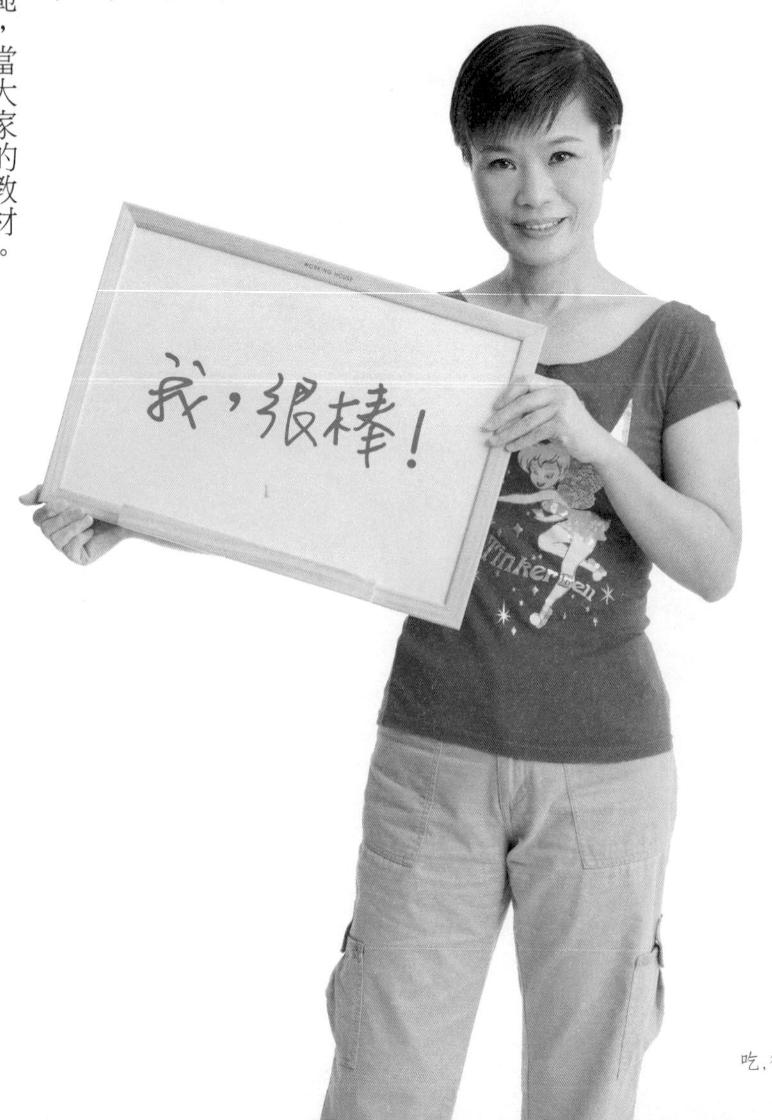

但是我們儒家思想當中，有個老外搞不懂的「不才」，這就大有文化了。

舉凡我中華兒女，自小就被師長拎著耳朵教導，為人要虛懷若谷，做事要謙沖內斂，處世最好沈默是金。但是，如今這個時代，要活得有點價值，我們就必須很努力的找機會，被別人看到、聽到、找到、聞到、用到啊。

如果一個人，只有病歷被人看到，

挨罵的時候被聽到，

結了怨被仇人找到，

放臭屁讓大家聞到，

兩腿一蹬才被用到。

那麼這樣的人生，就算不是白活，但也鐵定不會好過。

虛懷若谷的同義詞就是城府很深。

謙沖內斂可能錯失良機豈不內傷？

沈默是金除了無言默認就是啞巴。

所以我認為這些千年的八股，實在是不合時宜的老屁股。善事搶著做，好話搶著說，美食搶著吃，父母搶著孝，夫妻搶著寵，子女搶著疼，朋友搶著幫，但是最最重要的，是自己搶著愛。

自愛，讓你更優秀

誰都不會搶著生病搶著死，但是全世界五十九億九千九百九十九萬的人，都不會誇獎自己，任由那一萬個懂得抬舉自己的人，成為人類的菁英。

臥病在床死不掉的人，很無奈。

眾叛親離沒朋友的人，很孤單。

找不到自己優點的人，很自卑。

生存價值被否定的人，很難過。

我們總是期待從別人的眼裏看到自己的優點，從別人的口中聽到自己的長處，從別人的擁抱得到鼓勵及溫暖，我們的確需要被愛。

但是我們更需要自愛！這是一種自立自強的表現，能夠出類拔萃的最大動力，每天創造精彩回憶的方式。

女兒說：「把拔，我長大要嫁給你。」等她十五歲就會這樣說：「老爸，在外面不要牽我啦，同學會以為我的凱子怎麼是個六九（老猴）。」

兒子說：「馬麻，我好愛好愛妳。」只要他五歲大就會這樣說：「為什麼吃飯不能看電視？為什麼一定要刷牙才能睡覺？妳很煩很討厭吔！」

老婆說：「親愛的，在我心裏你永遠最帥！」

婚後十年她就會這樣說：「你怎麼這麼邋遢？走在你旁邊真丟臉！」

老公說：「小寶貝，我會照顧妳一輩子。」不等七年之癢他就會這樣說：「妳這麼會花錢，我怎麼養得起妳啦?!」

被打擊背叛中傷貶損的人生是常態，面對外來的風雨雷電，我們真的不要再打擊背叛中傷貶損自己，這，是要怎麼活下去？

自戀，真的非常簡單──對著鏡子不要再自找麻煩就好。

每天早上，先誇獎自己

一早，在自己最不好看的時候，送給自己一個誇獎吧：

雖然我頭髮不黑，但是為人處世黑白分明。

雖然我眼睛不大，但是待人慷慨心胸寬大。

雖然我鼻子不高，但是美酒佳餚嗅覺靈光。

雖然我嘴巴不小，但是誠信可靠守口如瓶。

雖然我腰圍不細，但是觀察入微體貼細膩。

雖然我手腳不美，但是吃苦耐勞任重道遠。

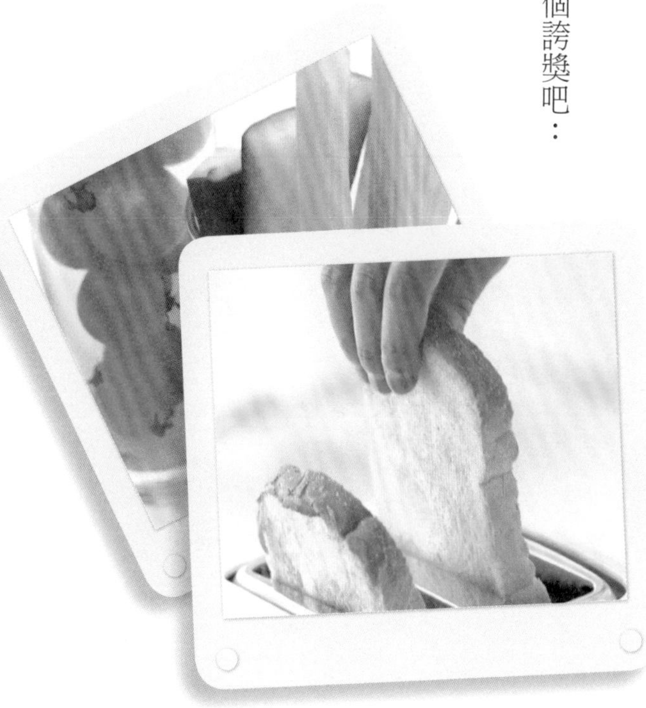

雖然我存款不足，但是量入為出自給自足。
雖然我學問不飽，但是粗茶淡飯天天吃飽。
雖然我家世不夠，但是柴米油鹽樣樣足夠。
雖然我懷才不遇，但是怡然自得淡泊名利。

首先發現自己的可愛，才能確定自己的可貴。可愛又可貴的人，才有關愛眾生的能耐呀！

五百分健康便利貼

我們需要自愛！這是一種自立自強的表現，能夠出類拔萃的最大動力，每天創造精彩回憶的方式。

3-2

快樂、知足
就能讓你更健康

身材標準的帥哥正妹，賞心悅目，但不一定身體健康。

身體健康的紅男綠女，病痛絕緣，但不一定幸福快樂。

醫學界常常自以為是的把健康擺第一，學問財富名聲地位權力相貌，通通在後面乖乖排隊。而且而且，一旦第一是零，後面全部歸零。

我認為第一個帶頭說這句話的人，沒有上過數學課。〇．一三一、〇．二四五、〇．

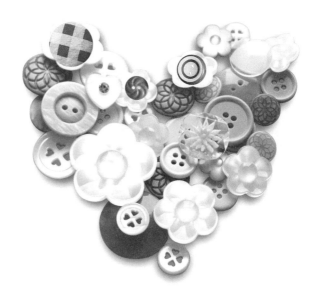

八七五六，第一個數字不都是零嗎？誰說零的後面，就一定是空無一物?!

我們應該更正：**沒有生命，才是一切歸零。**

殘疾缺陷的身體，往往能激發求生的意志，開發更多的潛能，散發豐盛的智慧。只要翻開名人傳記，這些偉人沒有幾個正常人：拿破崙是個矮子，貝多芬是個聾子，畢卡索是個瘋子，海倫凱勒最慘她又聾又瞎又啞。我們的親子專家盧蘇偉自小就是個呆子，伊甸殘障基金會的創辦人劉俠，自十二歲開始飽受類風濕性關節炎的肆虐，每天只有小痛大痛劇痛三種滋味可以選擇，但是她的靈魂卻是個十足的俠女。

人哪，往往都是置死地而後生，不是嗎？

但是沒有病痛纏身的人，卻常常被慾望牽絆。眼睛再大一點，鼻子再挺一點，皮膚再白一點，頭髮再多一點，個子再高一點，體重再輕一點，屁股再小一點，腰圍再細一點，老婆聽話一點，老公能幹一點，老闆大方一點，小狗不要亂咬，小貓不要亂叫，小孩不要亂吵，這些東一點西一點，什麼想要什麼不要，不是都建立在吃飽沒病的基礎上嗎？

「無欲則剛」的人生太乏味，我還是不贊成。在自己能力範圍內達到的滿足，才是真正的快樂。穿著香奈兒的套裝擠捷運，就臭著一張臉的人，是一點都不香的。穿著Prada的高跟鞋，在路上叭啦嗒的摔一跤，是說什麼都爬不起來的。半年的薪水拿去買了Gucci的限量包，那就只能喝西北風哭死了。要穿Armani的西裝，就得付得起洗衣費，不要鬼叫「阿娘喂」。

歡喜做，歡喜受。
歡喜買，歡喜付。
知足，才能喜樂。
喜樂，才是我們要的滋味。

五百分健康便利貼

「無欲則剛」的人生太乏味，我還是不贊成。在自己能力範圍內達到的滿足，才是真正的快樂。

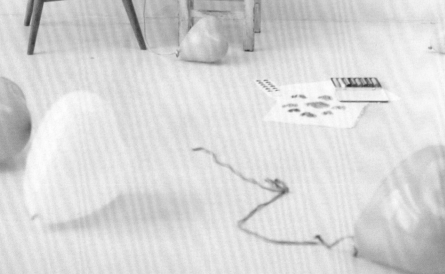

3-3

慢活、豁達 提高快樂指數

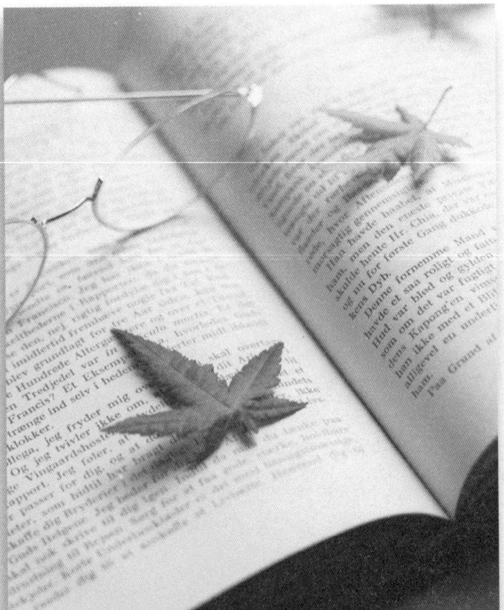

「如果我當上總統，我一定……」

「如果我是皇帝，那我就可以……」

這種願望如果成真，大概得先燒上八百輩子的好香吧？但就是有人不必燒香當上皇帝，還蹺班不願意作皇帝。

跟董小宛私奔的清朝順治皇帝，竟然把天子這個位子丟給康熙這個八歲的小子。他心不在天下其實早就有跡可循，因為他曾寫過一首偈，吐露他身為皇族的無奈：

來時糊塗去迷昧，空在人間走一回。
未曾生我誰是我，生我之後我是誰。
長大之後方知曉，兩眼矇矓又輪迴。
不如不來也不去，免去歡喜與痛悲。

當了皇帝還這般煩惱的，其實不只他一位。劉備這個碰到生死關頭就拋妻棄子，遇到危險困難就嚎啕大哭的男子，不也是歷史留名的天子？

就算是醉臥美人膝、醒握天下權的皇帝，也不意味著就能得到全天下的快樂。

二〇〇九年初去世的聖嚴法師，他普渡眾生慈悲一世的典範，凡人難及。他也留下一首偈：

無事忙中老，
空裏有哭笑。
本來沒有我，
生死皆可拋。

這種氣度，比起「揮揮衣袖不帶走一片雲彩」的徐志摩，何止是瀟灑豁達而已?!

天主教的單國璽樞機主教，在奉獻終身預備退休之際，得了肺腺癌。他的反應不是和大部分

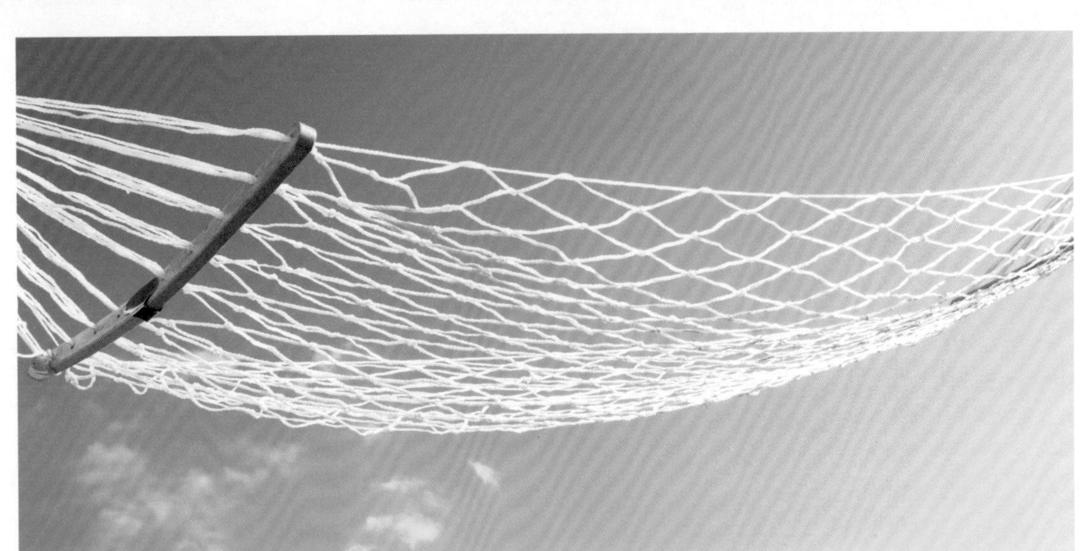

的癌症病人一樣：「老天為什麼這樣對待我？」，而是感恩的說：「得癌症是天主給我愛惜生命的禮物。」

這些出家人，超凡，因此心無掛念。

我們這些人，操煩，因此滿腦雜念。

而我算什麼東西？我當然屬於「我們這些人」。

其實我們並非一定要「四大皆空」才能快樂，無法超凡入聖，但也不必操煩過剩。方法很簡單：**標準降低一點，步調放慢一點。**

趕趕趕！不懂放鬆，人生何苦？

從大學畢業的二十二歲開始，到六十五歲退休以前，我們花了四十三年為鈔票奔忙，被工作糟蹋，印證人性的複雜，揣摩眾人的臉色。等到把自己的身體作賤夠了，轉身面對的，是更難對付的敵人——老化和病痛。如果大家現在不痛下決心善待自己，那麼下半輩子忙著跑醫院過日子，要如何找樂子？!

人生不過一眼瞬間，何必急於趕到終站？

那怕路程同樣長短，也要步履優雅安然。

我們一早睜開眼，就快馬加鞭的壓縮自己，完成許多和時間賽跑的工作：

上班來不及了——早飯不吃。

捷運趕不上了——拔腿快跑。

工作完成不了——屎尿憋著。

開會沒完沒了——午餐泡湯。

麻煩還未善了——加班再戰。

下班回到家了——累得昏倒。

日本東京是全世界走路速度最快的城市，也是胃癌和自殺發生率最高的城市。日本連續多年是全世界最會賺錢的國家，也是目前各大企業，安排員工上課學習如何大笑放鬆，最積極的國家。

其實，我們沒有被誰逼迫。

只是，容易自己為難自己。

慢活，疼愛自己的方法

長期緊張，容易讓人分泌高濃度的壓力賀爾蒙（Prenisolone），一點一滴的腐蝕健康。我們都想沈浸在幸福裏，而不想每天被泡在毒素裏，所以我們一起訂個疼愛自己的計畫吧，先從學會「慢活」開始。那麼，要怎麼個慢法呢？

1 每天提早十分鐘醒來

注意！我不是說要起床，只要睜開眼睛就行。躺在床上拿掉枕頭，好好的作二十次深呼吸。如果枕邊人不是個太占地方的人，把身體攤成「大」字型，效果更好。一早吸入大量的氧氣，腦袋立刻清醒！整天的活力，這不就到手了嗎？

2 刷香了牙洗亮了臉，面對太陽升起的方向，雙臂上舉的再作十次深呼吸

這會兒，是要吸收宇宙的正向能量，為一天的樂觀作好準備。

3 吃飯的速度放慢，每一口食物至少嚼十五下

口水中的酵素和食物混和的越充分，致癌的機率就越低。尤其是滷燉、油炸、燒烤、醃漬類，更要狠咬幾下。防癌就從慢吃開始。

4 中午飯後，如果不睡午覺，找個公園綠地散散步，精神會更好

夏天最好光著腳，直接踏在草地上；早上吸收了「天時」，中午囊括的「地利」，才能創造「人和」的成就。

5 精疲力盡的下了班，是最該放鬆的時候，千萬別把辦公室裏的烏煙瘴氣帶回家

否則不但殃及家人，自己也得繼續被折磨。走到前一個捷運站搭車吧，這段路不但可以平復工作的情緒，還能讓坐了一天的屁股，不受痔瘡所苦。約會的心情要準備，回家的心情更不能隨便。

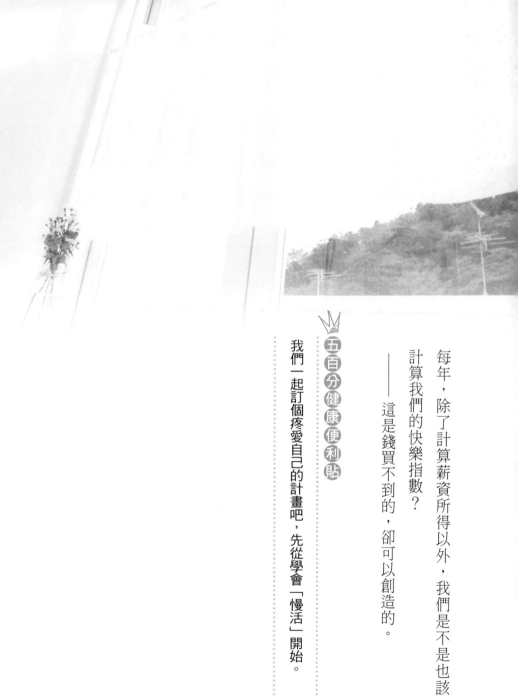

每年，除了計算薪資所得以外，我們是不是也該計算我們的快樂指數？

——這是錢買不到的，卻可以創造的。

五百分健康便利貼

我們一起訂個疼愛自己的計畫吧，先從學會「慢活」開始。

3-4

七情六慾
躁鬱真相

春天是大家最喜歡擬訂計畫的起跑季節。是男女之間，最容易天雷勾動地火，陷入情網的季節。也是一個冬天都在賴床的飛禽走獸，起床覓食幹活兒的季節。花開鳥鳴蜂忙蝶舞的熱鬧，再再提醒身為萬物之靈的我們，也得有個精神十足精彩生活的開始。要不，四季虛度，到了年底可就萬事掛零了。

每年的春末夏初，在墾丁恆春，一定會湧入幾萬個年輕人，每晚在沙灘上開演唱會飆歌，辦派

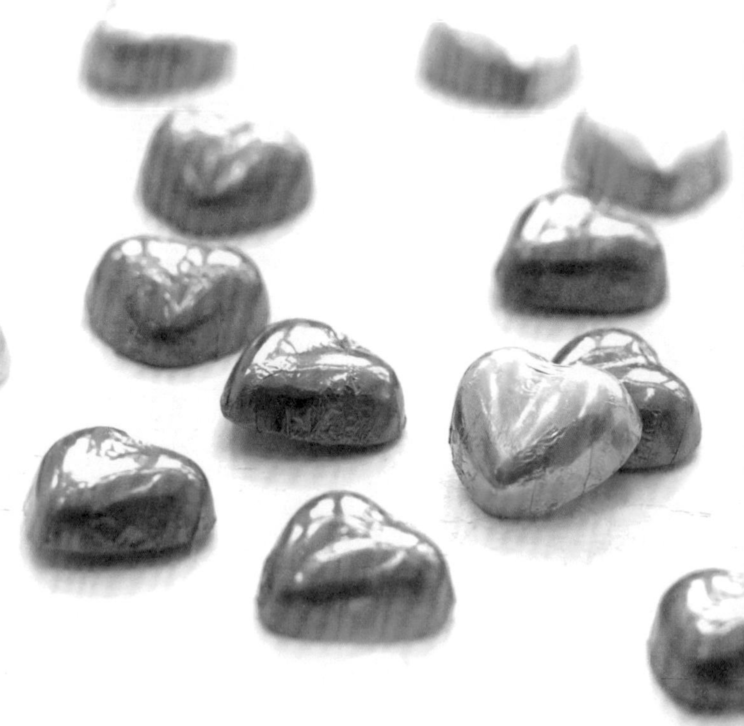

對尬舞，這種夜夜笙歌青春無敵的海邊狂歡，叫做「春吶」。

老實說，能看見身材曼妙的比基尼女孩兒滿街跑，肌肉結實還未發福的小伙子到處晃，這墾丁的街景還真是養眼好看！只是，這到了晚上就熱鬧非凡的景象，居然讓我聯想到夏夜裏一起合唱的青蛙。

春雷乍響，蟲鳴蛙叫，這才是人間真正活絡的開始哪！

躁鬱症的發作

另一種活絡的開始，卻是折磨的開始——躁鬱症。這種容易在春天發作的疾病，**和憂鬱症最大的不同是，情緒的起伏非常極端，有時在躁症期的舉動，會讓他人非常錯愕難堪**。有些女性病患在此時期，會主動又熱情的追求男性，並且還有強烈的性慾，這種春心盪漾的情懷，在古人優雅的詞彙裏，就叫「桃花癲」。在現代醫學的詞彙裏，這叫「躁症發作」。

躁症發作並非全無好處，這個時期的病人會產生天馬行空的想像力，繽紛豐富的創意，和激烈濃厚的情感。這些凡人所不能及的特異功能，很可能就是梵谷、拜倫、海明威之所以能留下千古鉅作的原因。

天才和瘋子，本來就是一線之隔啊！

最幸運的是，這些歷史上超級有名的病人，因為凡人很難取代的才華，被世人尊崇，而不是關在瘋人院裏。但是，如果一個平凡的病人，沒有耀眼的才華，就要被人離棄嗎？我想，**面對精神疾病，我們不該只用醫學的角度來解讀，以為多數人的思想模式比較接近，就自詡為正常**。比如，智能障礙的人一定很純真善良，對人誠實絕不說謊。精神病患則是用另一種完全不同的層面思考，開拓了我們意想不到的視野。

對於這些少數的奇人異士，我們一定要學會尊重，更要保護！

是躁症還是鬱症？

躁鬱症的發病率約為百分之一，男女比例一比一，大部分的病人都在二十多歲發病，一生平均發作十到二十次，年紀越大發作越少，但自殺率高達百分之十五。也就是病人一生中最精華的歲月，都在反覆交替的病程中，掙扎捱過。

醫學界對躁鬱症的成因並不是非常清楚，目前猜測可能和遺傳、個性和外來刺激有關，其中又以遺傳最有關連。陰霾濕冷的冬天是鬱症容易發作的季節，百花齊放的春季又換躁症上場表演。

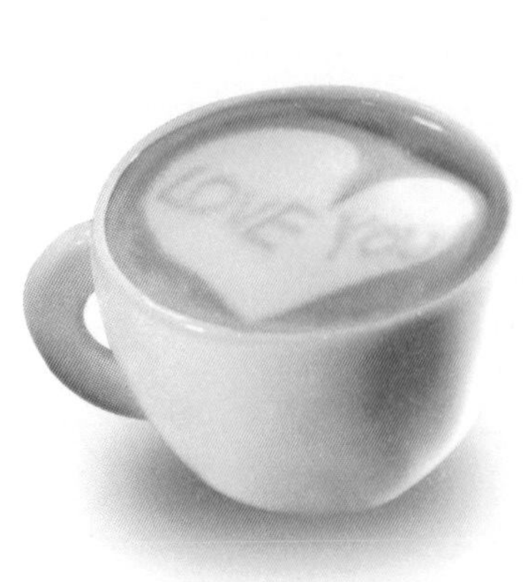

躁症和鬱症發病的不同症狀

躁症主要症狀

- 心情好得想飛想跳
- 待人大方慷慨熱情
- 食慾大開猛吃猛喝
- 超有自信無人能敵
- 高談闊論滔滔不絕
- 精力旺盛一刻不閒
- 吹牛誇大自以為是
- 話題跳躍毫無連貫
- 性慾高漲需求頻繁
- 四處亂買消費驚人
- 膽量過人勇敢非常

※以上情況持續兩週之久，這並非神仙，只是生病。

鬱症主要症狀

- 萬念俱灰悲從中來
- 待人冷漠視而不見
- 胃口奇差不願進食
- 消極自卑一無是處
- 懶得說話安靜沈默
- 疲憊乏力行動緩慢
- 鬱悶悲觀計劃自殺
- 清心寡慾失去人性
- 退縮自閉躲開人群
- 藉酒澆愁不願清醒
- 晴天藍天都像陰天

※這種心境至少兩週以上，如此折磨，情何以堪？

先別忙著對號入座，這本書不是要教大家「如何生病」，了解疾病預防疾病，或者與疾病和平共處，才是我的原意。

花無百日紅，人無千日好。面對一點壓力挫敗、喜怒更迭那是再平常不過了。因此以上的情緒對照表，只要不持續發生二週以上，就不算躁鬱症。

一個人的抗壓性好不好，簡單的判斷就是脾氣好不好。碰上了麻煩沒法子解決，哭鬧發火是掩飾無助最好的幌子。但是醫學上已證明，體內血清素（Serotonin）、腎上腺素和一些營養元素的失衡，的確容易讓情緒失控。另外，腦細胞膜不穩定，也可能是躁鬱症的原因。

臨床上常用鋰鹽治療躁症的急性發作，這種金屬可以改變神經末端的鈉離子運輸，促進腦神經細胞膜的電氣生理性質，回收神經釋放的異常物質，迅速產生不活化的作用，如此病人才不致於太過亢奮，狂躁症候群因此得以控制。古人以吃鐵屑來治療「桃花癲」，是因為鐵屑裏含「有氧鋰子」，看來我們的老祖宗，並非都是老古板呢。不過鋰鹽這種用藥，會有噁心口渴疲倦的副作用，使用太久或劑量太重，都會有中毒的危險。因此病人每一到二個月，都該抽血檢查，才能監控血液中的毒性反應。

食物也有解憂的效果

至於憂鬱症，目前使用率最高的藥物是Prozac和Serozat。但請特別加倍的注意，為數不少的病人，在服用這二種藥物之後，自殺的意圖更強烈。因此，英國政府及美國的FDA都曾介入這兩種藥物的調查。還有一種抗焦慮的用藥Xanax，服用後的副作用可能會疲倦消沈，但也有人更亢奮。人

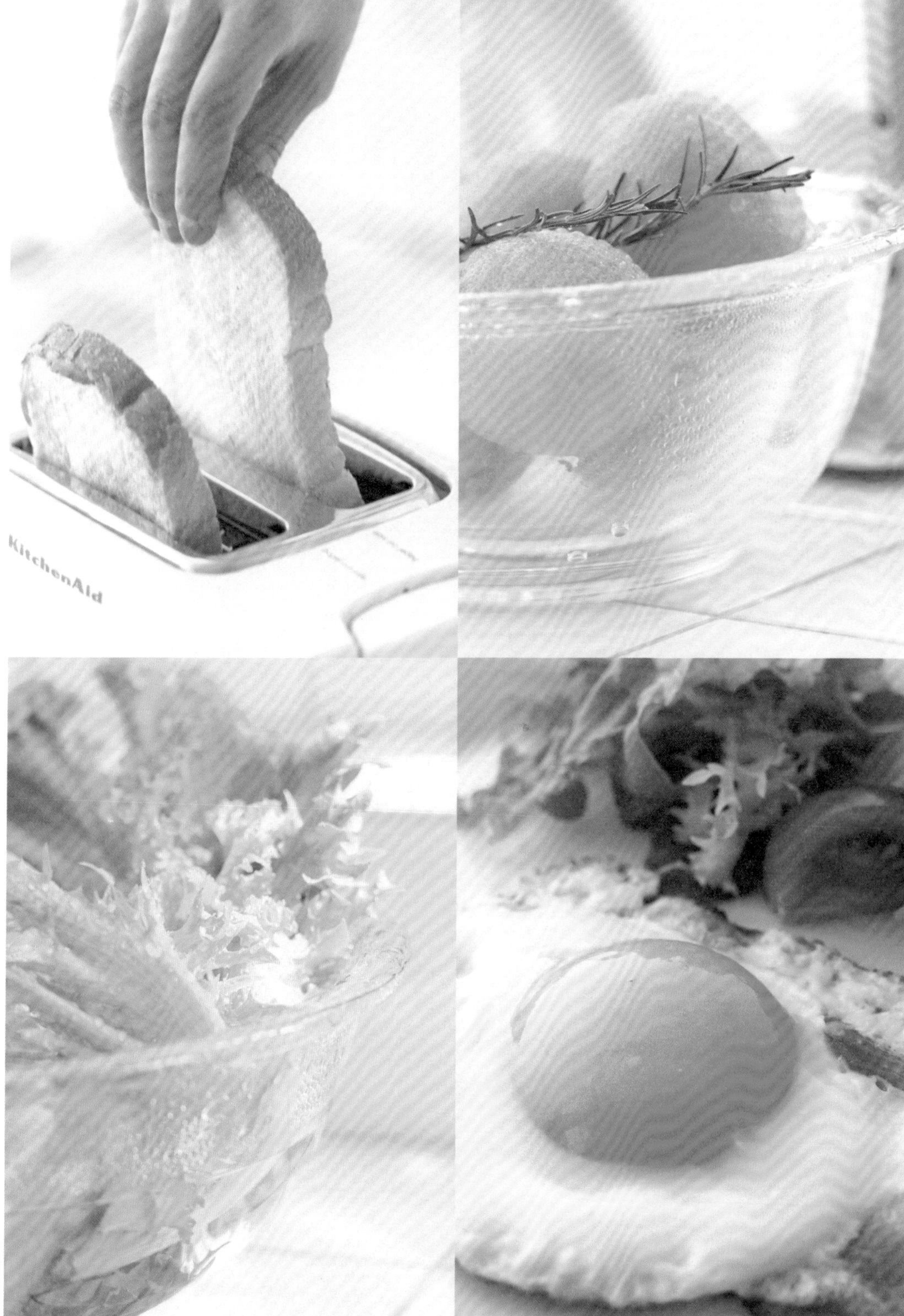
KitchenAid

的七情六慾如果只能受制於一顆小藥丸，那麼人性的價值何在？

還好啊老天有眼，這些藥物的作用結果，有許多食物也具有同樣的療效，我就先開個頭吧：

1 補充一顆成分正確的綜合維他命，能夠維持人體運作的平衡。

至於多少劑量，請看後面章節。

2 每天第一餐吃一顆半熟的水煮蛋或荷包蛋

男女老少，通吃勿論。蛋黃中的高密度膽固醇（HDL）是細胞膜的原料，能增加腦細胞的安定。另外HDL能製造血清素，有助於我們面對人生的驚濤駭浪。

3 晚餐桌上的肉食改成海魚，海產魚肉中的DHA、EPA是抗壓解愁的聖品，另外還有保護心臟血管的好處。

4 香甜的水果含有豐富的松烯，這是笑口常開的要素。尤其是被稱作「水果之王」的榴槤，如果敢吃又愛吃，就不要浪費了自己的福分。

5 多喝綠茶代替白開水

茶葉中的「苯丙胺酸」不但讓人忘憂自在，常飲更能氣定神閑。當然綠茶中的兒茶素EGEC現在正夯，去油消脂減肥防癌、降壓抗老預防口臭及蛀牙，它通通都幫得上忙。至於烏龍紅茶花茶類，EGEC的含量相對較少，但比較沒有睡不著覺的困擾。茶葉就像女人，趁著新鮮喝掉最好。至於存放太久的普洱茶，那就不太妥當了。

6 多用辛辣刺鼻、口感特殊的香料調味

大蒜生薑洋蔥韮菜蒜苗蒜苔韮黃香菜香椿香茅芹菜辣椒芥茉咖哩胡椒八角茴香孜然蒜頭青蔥，這些食材當中所含的硒（Selenium），是個功能出眾的寶物。

7 來一杯酒吧！不管酒後大笑或大哭，只要是真情流露，就是減壓的方法。

8 別忘了酸梅，也可以小兵立大功喔！

再多的叮嚀都比不上真心的愛，找個人愛你，或者，更愛自己吧！

五百分健康便利貼

面對精神疾病，我們不該只用醫學的角度來解讀，以為多數人的思想模式比較接近，就自詡為正常。

PART 4 營養加值，健康食品怎麼吃怎麼選？

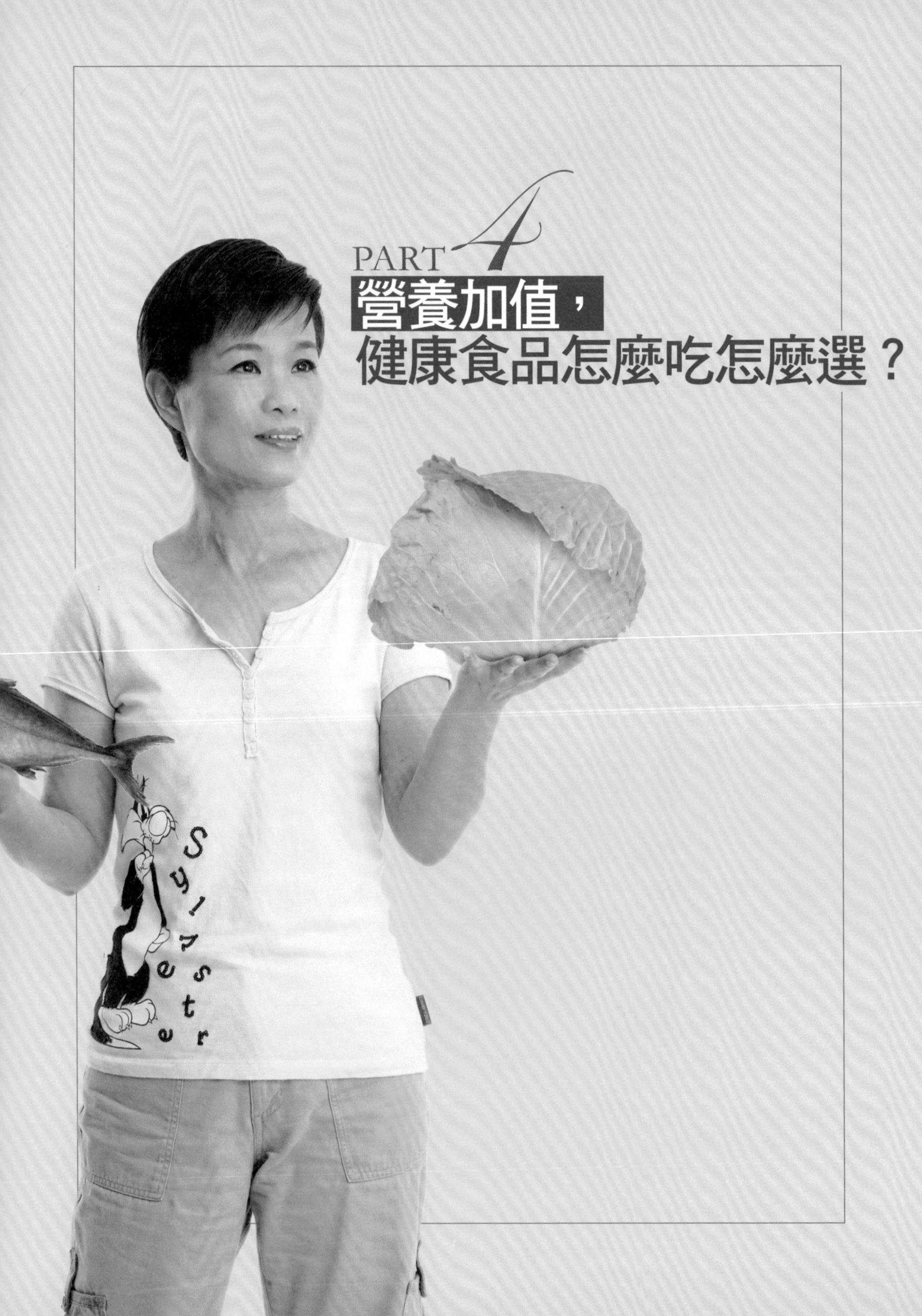

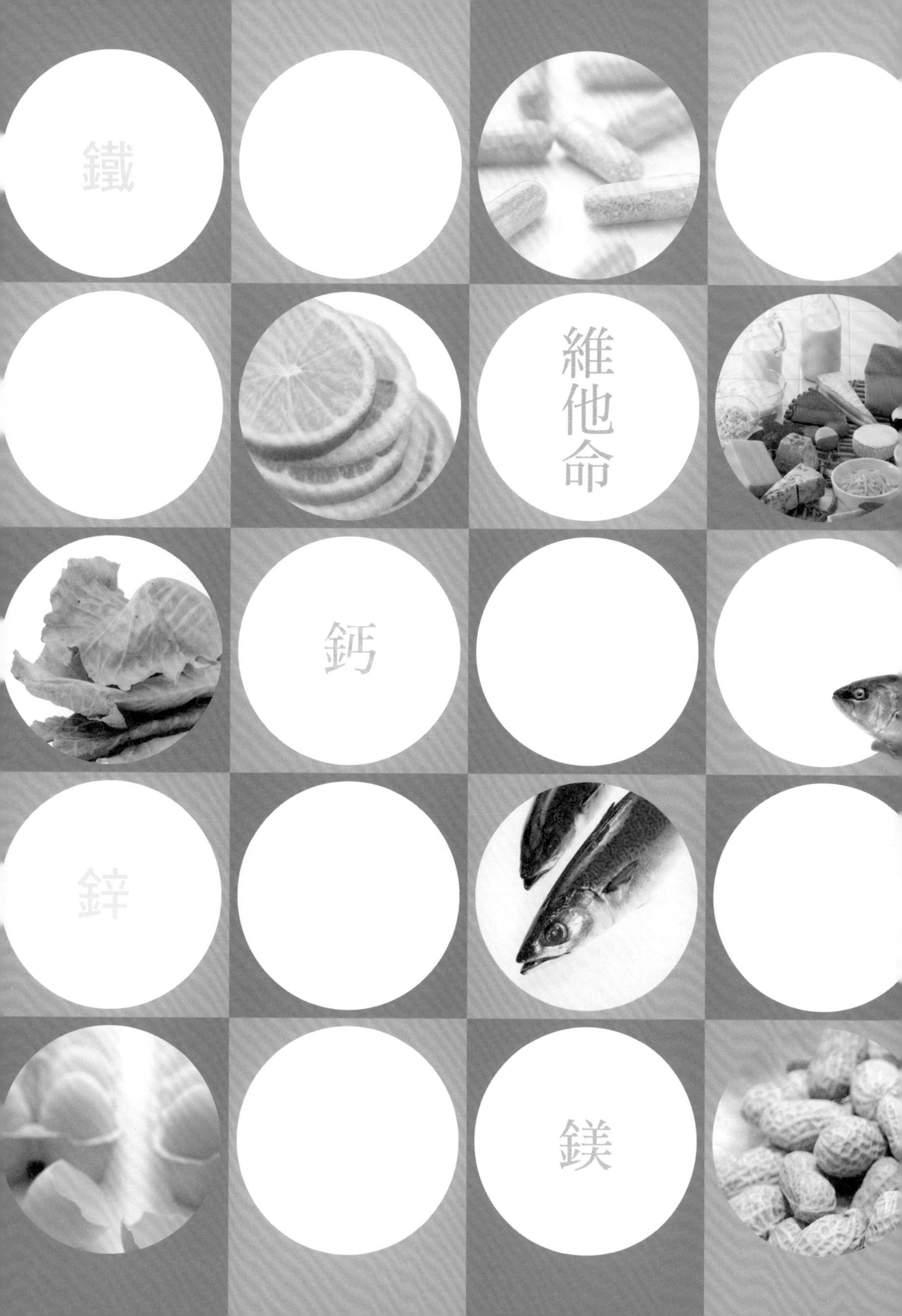
鐵
維他命
鈣
鋅
鎂

4-1

關於保健食品我的真心話

光是這個單元，我就可以再出十本書來賺錢。但是這種紙上談兵寫個半死的賺法，和台灣人每天平均花掉八．三三三元吃健康食品比起來，實在是「字字血淚」超難賺！八．三三三元有什麼了不起？大家一年就吃掉七百億新台幣，業績真亮麗啊。再加上將近七千億元的醫藥費，我們台灣人怎麼這麼難養啊？

其實這種「破病」預算編得越多，大家的快樂指數就越少。所以大家情願自己花錢，吃好一點。全球的金融分析都顯示，生技保健類的產業，是最有潛力賺大錢的行業。這意味著大家一天只花八．三三元還不夠看，為了性命，一定加碼。

我有個學生能幹熱誠，事業成功，是個超級貴婦中的超級貴婦。她多次邀請我去她家作客，每次一定加上一句：「我老公一定會很喜歡妳。」第一，我不願意作「小」。第二，她的特別大方讓我特別納悶。有一天我好不容易抽空，經過她家位於桃園市區的珠寶店，進門一坐下，她誠意十足得請我一杯上等春茶，接著上桌的，是五十八瓶比寶石還精彩的健康食品。「老師，妳幫我看一下啦，我都不懂。」這「一下」花了我一個下午。這期間進來了好幾位顧客，他們的臉上都有一樣的疑問：「啊這是銀樓還是藥房？」當我丟掉了五十三個瓶瓶罐罐以後，我才明白她老公對我的喜歡，真是與「瓶」俱增啊。

有祈禱，就有希望。

有花錢，就有保庇。

這種「希望」有「保庇」的食品，就稱為健康食品。

健康食品的分類

我不會像臨床的醫生一樣，看到病人捧來健康食品就翻臉，「如果吃了這個病情惡化，我不負責。」我也不會偏袒廠商，把健康食品美化成仙丹妙藥。我以「希望」為訴求，來分類健康食品：

1 防癌症抗腫瘤：靈芝、人參、冬蟲夏草、巴西磨菇、綠藻（小球藻）、藍藻（螺旋藻）、引藻、鯊魚軟骨、阿司匹林、維他命A、維他命E、維他命C、硒、兒茶素。

2 降膽固醇清血：紅麴、納豆、魚油、卵磷脂、甲殼素、茄紅素、兒茶素、大蒜精、青梅精、大豆異黃酮、紅酒多酚。

3 防老健腦護眼：葡萄籽、雷公根、L-肉毒鹼、β-胡蘿蔔素、玉米黃素、山桑子、維他命E、維他命C、鋅、銀杏。

4 強健骨骼關節：鈣、鋅、磷、碘、維他命D_3、孕烯醇酮、貓爪藤、兒茶素。

5 保護心肝寶貝：Q_{10}、葛根、肝糖、牛磺酸、γ-胺基丁酸（GABA）、水飛薊素（Silymarin）、維他命B_1、鈣、鋅、硒。

6 抗菌強化免疫：硒、甘草、蜂膠、花粉、蜂王乳、槲黃素、兒茶素。

7 消脂加快代謝：吡啶甲酸鉻，藤黃（HCA）、咖啡因、刺五加、武靴葉。

8 美白護膚防斑：維他命A、維他命E、維他命C。

9 抗壓安眠定神：參考「一夜好眠健康無敵」（詳見八十六頁）。

10 強精補氣助性：維他命A、維他命E、菸鹼酸、鋅、硒、黃耆、當歸、人蔘、育亨倍、脫氫表雄甾酮（DHEA）。

關於健康食品的真心話

只是分成十大類，大家就看得眼花撩亂。如果我真的寫成十本書，大概會被拿來當鍋墊。這些生澀囉嗦，族繁不及備載的玩意兒，我手寫斷了大家還是不可能完全明白。現在我們的「真心話時間」又到了：

1 **幾乎百分之八十的健康食品功能，都和維他命及礦物質一樣，**下一章節我會詳細說明各種維他命和礦物質的作用。

2 **該服用多少劑量的健康食品才正確，別指望醫生給你正確的答案。**醫學系的正統教育課程，是不包含這些科目的。但是現在有很多用功的好醫生，也能正確回答了，可喜可賀啊！

3 **去問藥師也不對，因為這是營養學的範圍。**別以為，醫院裏看起來很溫和的營養師——沒學問好欺負哦！

4 **找幾個不用太有名但是認真作學問的專家詢問，或是買幾本書交叉比對一下，都比道聽塗說好。**但是網路消息要特別給他小心！是非不分胡說八道的事情，在網路上往往傳得最快。網路和馬路一樣，是可怕的虎口啊！

5 **舉凡保健食品，都不會標示「衛署藥製字號」、「衛署藥成字號」或進口藥品的「衛署藥輸字號」**。把藥品當補品，活膩啦?!

6 **不要為了崇洋，買了只寫英文或原文的健康食品**，要看懂成分弄清效期，都不容易哦！

7 不同的人種有不同的營養需求，因此千萬不要買進口的保健食品。

8 盡量選擇天然全素的成分，可以避免動物性成分引起過敏的風險。更何況現在吃素的人越來越多，這些慈悲的善人怎能置之不顧？

9 **如果你也是「我們圈內人」，上學術網站可以得到最正確的資訊**。要不然，來（考）問我吧。

10 **廠商的口碑比知名度重要，知名度是廣告塑造出來的**，特別注意，「名人背書的口碑」是另一種形式的廣告。不花錢廣告的口碑，才是真正的好廣告。

11 **越大牌的名人代言的產品越不划算！**為什麼？這種A咖的代言費怎麼可能便宜？更河況A咖不等於專業。但是對產品有疑慮時怎麼辦？要求廠商提供檢驗報告不就解決了。

12 **至於價格，實在難講**。最後一章，我們再談。

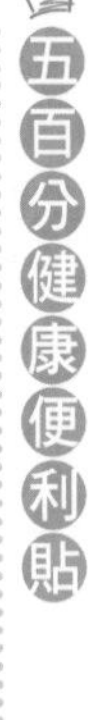

廠商的口碑比知名度重要，知名度是廣告塑造出來的，特別注意，「名人背書的口碑」是另一種形式的廣告。

4-2

大學問！了解生命的維他命

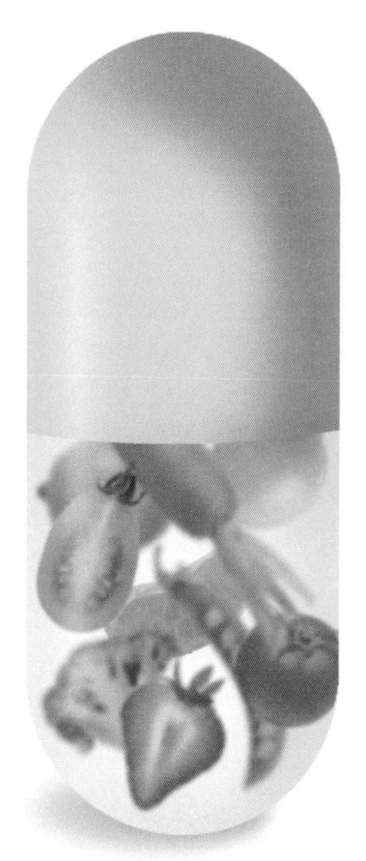

我有言在先，這個單元非常重要！但是非常非常枯燥。有人認為，把枯燥的知識乾吞下去，才有專業的架勢。但也有很多人喜歡我這種「寶芬奶奶說故事」的演講方式，連這本專業書籍，也被我寫成「兒童讀物」啦。我不需要排場，也不用啥架勢，大家聽得懂看得懂，才是我的目標。

不過，這回就給我一次機會，表現一下專業的嚴肅吧。以下是人體最必需的營養元素。現在請各位腦力全開用功讀書吧！

維他命

維他命A

脂溶性，可貯藏於體內，因此不能過量。

◎效用：防止夜盲症和視力減退，預防呼吸系統的感染，有助免疫系統功能正常。能保持組織或器官表層的健康，預防癌症。去除老人斑。促進成長、強壯骨骼、維持皮膚、頭髮、牙齒、牙床的健康。有助於氣腫、甲狀腺機能亢進症的治療。

◎缺乏症：乾眼症、夜盲症、乾癢症、過敏症、流鼻血、癌症。長期對脂肪的吸收不良往往會導致缺乏維他命Ａ。

◎富含維他命A的食物：魚肝油、胡蘿蔔、黃綠蔬菜、黃紅色水果。

◎毒性：成人每天攝取五萬IU以上，且連續好幾個月的話，會引起中毒現象。中毒徵兆包括引起脫毛、胃痛、嘔吐、下痢、發疹、骨痛、生理不順、疲勞、頭痛、肝臟肥大、皮膚剝落、視力模糊。

◎建議劑量：六〇〇ug。

維他命D3

脂溶性。灼傷後，皮膚會停止維他命D的製造。

◎**效用**：能使鈣質和磷質有效地被利用，以製造強健的骨骼和牙齒。和維他命A、C同時服用可預防感冒。有助於結膜炎的治療。有助維他命A的吸收。

◎**缺乏症**：佝僂病、嚴重的蛀牙、軟骨病、骨質疏鬆症、癌症。

◎**富含維他命D的食物**：魚肝油、沙丁魚、鯡魚、鮭魚、鮪魚。

◎**毒性**：維他命D過量的症狀是口渴、眼睛的炎症、皮膚搔癢、嘔吐、下痢、頻尿、以及鈣質在血管壁、肝臟、肺、腎臟、胃中的異常沈澱。

◎**建議劑量**：四〇〇IU。

維他命E

脂溶性。貯存於肝臟、心臟、肌肉、睪丸、子宮、血液、副腎、脂肪組織及腦下垂體等。由八種稱為tocopherols的化合物所組成，其中以alpha-tocopherol作用最強。維他命E是一種很重要的血管擴張劑和抗凝血劑。

◎**效用：**延緩老化。供給氧氣，更有耐力。和維他命A一起作用，抵禦空氣污染，保護肺臟。防止血液的凝固。減輕疲勞。局部性外傷的外用藥（可透過皮膚被吸收）和內服藥，皆可防止傷痕的殘留。加速灼傷的恢復。降低血壓。防止流產。減輕腿抽筋和手足僵硬的情況。降低缺血性心臟病。

◎**缺乏症：**紅血球的破壞、肌肉的變性、貧血症、生殖機能障礙。

◎**富含維他命E的食物：**小麥胚芽、大豆、核果類、全麥、蛋。

◎**維他命E之敵：**熱、氧氣、零下溫度、食品加工過程、鐵、氯、礦物油會破壞維他命E。

◎**建議事項：**硫酸亞鐵會破壞維他命E，所以不能同時服用。必須前後相隔八小時。

◎**建議劑量：十二IU或十二毫克（mg）。**

維他命C

大部分的動物，自己可以在體內合成維他命C，但是人類、猿猴、天竺鼠等，必須從食物中攝取。在膠原質的形成上，扮演很重要的角色。膠原質對於人體的組織細胞、牙齦、血管、骨骼、牙齒的成長和修復上，是一種重要的物質。幫助鐵質的吸收。緊張時，會加速

維他命C的消耗。抽菸者和老人需要更多維他命C（一支香菸可以破壞二十五至一百毫克的維他命C）。

◎效用：治療受傷、灼傷、牙齦出血。加速手術後的恢復。降低血液中的膽固醇。預防濾過性病毒和細菌的感染，並增加免疫系統功能。具有抗癌作用。防止亞硝基胺（致癌物質）之形成。減少靜脈中血栓的發生。可治療普通的感冒，並有預防的效果。增加對無機鐵的吸收。減弱過敏症狀。預防壞血病。

◎缺乏症：壞血病、凝血不良、感冒、貧血。

◎毒性：服用過量會引起草酸及尿酸結石，也會引起下痢、多尿、皮膚發疹。

◎維他命C之敵：水、烹調、熱、光、氧氣、抽菸會破壞維他命C。

◎建議事項：高劑量的維他命C會影響身體檢驗的結果。假如你要驗血或驗尿，那麼請告訴你的醫生，以確保在診斷過程中不會有誤差。常用阿斯匹靈的人要增加維他命C的攝取量，因為阿斯匹靈會加速維他命C的排出。服用人參時，最好避開服用維他命C，前後三小時間隔就好。

◎建議劑量：一〇〇毫克（mg）。

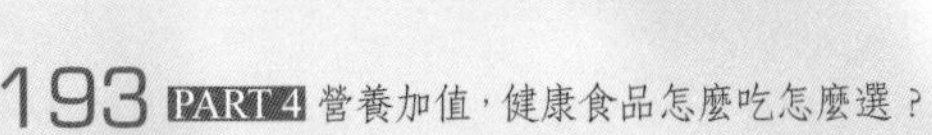

礦物質

鈣（Calcium,Ca）

◎**效用：**鈣和磷可互相作用，製造健康的骨骼和牙齒。鈣和鎂可互相作用，維持健康的心臟和血管。為了要吸收鈣質，體內必須要有足夠的維他命D。緩和失眠症。幫助體內鐵的代謝作用。強化神經系統，特別是刺激的傳達機能。

◎**缺乏症：**佝僂症、軟骨症、骨質疏鬆症、不安、憂鬱、抽筋、成長痛、心律不整、腸胃障礙、高血壓。

◎**毒性：**大量攝取的話，將導致高血鈣症，也會引起便祕和血管鈣化。

◎**建議事項：**鈣與維他命A、C、D一起作用，效果極佳。食物中含有多種不同性質的鈣，**但以醱酵過的左旋乳酸鈣Calcium L-Lactate最好吸收。**

◎**建議劑量：二五〇毫克（mg）。**

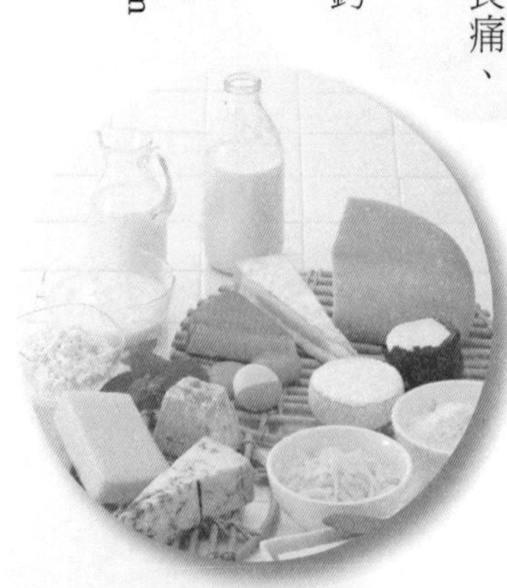

鋅（Zinc,Zn）

◎**效用：**指揮肌肉的收縮。幫助胰島素的形成。維持體內酸鹼平衡的重要物質。使前列腺正常地作用，並且是所有生殖器官成長上的重要物質。鋅是促進腦機能的重要物質，並可治療精神分裂症。鋅是合成DNA時，必要的物質。加速人體內部和外部傷口的痊癒。除去指甲上的白色斑點。有助於預防前列腺的疾病。促進成長和精神的敏銳程度。減少膽固醇。

◎**缺乏症：**前列腺肥大（非癌性的前列腺肥大）、動脈硬化、生殖腺機能不足。

◎**富含鋅的食物：**肉類、海鮮（尤其是牡蠣），小麥胚芽、啤酒酵母、南瓜子、蛋。

◎**建議劑量：十三毫克（mg）**。

硒（Selenium,Si）

◎**效用：**維他命E和硒相輔相成，兩者配合起來所發揮的作用，比個別的作用相加起來要大。維他命E和硒都是抗氧化劑，可防癌抗衰老。男性需要更多的硒，因為供給到體內的硒，幾

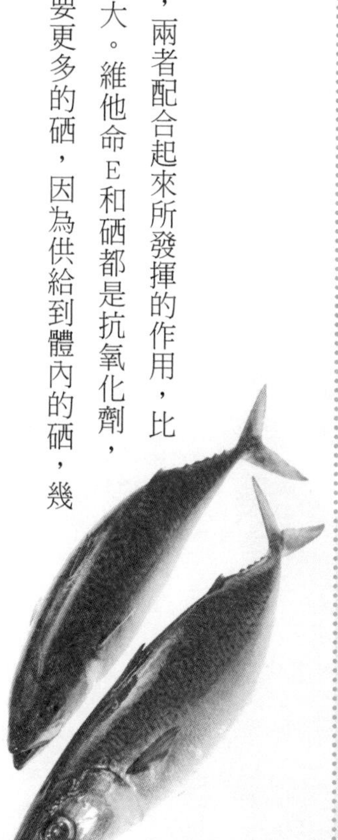

乎半數都集中在睪丸和輸精管中，硒會和精液一起排出體外。

◎富含硒的食物：海產類、小麥胚芽、小麥麩、鮪魚、綠花椰菜、所有辛辣的食材。

◎建議劑量：五十五微克（mcg）。

兒茶素（Catechin）

這是唯一衛生署沒有公告，但事實上非常非常重要的營養要件。雖然我已三令五申的強調喝茶有多好，但仍然有些阻礙影響了大家的意願。比如有人本來就睡不著，喝了茶只能乖乖的「迎接黎明的第一道曙光」。有的人胃不太好伺候，明明茶可以對付幽門桿菌，但是茶一下了肚就很不「蘇湖」。茶有利尿的效果，有人覺得常跑廁所，會被老闆誤會上班摸魚。不過，最大的顧忌，還是擔心喝茶會造成骨質疏鬆。

十多年前，英國的雪費爾大學就提出一項世界專利的申請，他們證明兒茶素不但不會造成鈣質流失，還能保留體內原來的骨鈣，並且增加鈣質的吸收。結論一、兒茶素能夠增加骨質密度。另外，兒茶素也能減緩關節退化的疼痛與不適。

當年，看了這份報告的心情很不爽！最有資格談論茶的應該是中國人啊。因為我們從「神農嚐百草」的時代就開始喝茶了呀！常見的兒茶素有六種，最有效的就是EGCG（Epigallocatechin gallate），我建議要補充EGCG的原因有三點：

一、泡一杯茶能得到的EGCG非常有限，平均只有五mg。

二、最近醫學界發現EGCG不只能防癌，甚至具有殺死癌細胞的作用，因此它已成為治療癌症的新藥。人體每天都會自己產生癌細胞，如果無法完全清除，那就只有等著當下一個癌症病患。我們不用去醫院「享受」新的治療，每天利用EGCG把身體打掃乾淨，不是很好嗎？

三、防癌抗老抗菌抗過敏降血糖血脂血壓，都不是我太在意的好處。防輻射電磁波這一點，對我們都太重要了！我們禁不起停電的折磨，我們不能忍受沒有「3C」的日子。那麼，就為自己找一件「防護罩」來因應現代的科技生活吧！

◎建議劑量：至少七十五毫克（mg）。

保健食品建議劑量

Vitamin A	600 ug	Calcium-L-Lactate（L型乳酸鈣）	250 mg
Vitamin D_3	400 IU	EGCG	75 mg
Vitamin E	12 mg	Se（硒）	55 mcg
Vitamin C	100 mg	Zn（鋅）	13 mg

營養素有多重要

經過大浪衝擊，上面這張營養補充建議表，就像小水波了吧？就像一個人沒踢到鐵板，不知道走路要長眼。沒在病房裏坐牢，就不會珍惜能夠奔波打拚，實在是種幸運。各位一定也為自己找到了一些答案：皮在癢不是有潔癖。會蛀牙不是沒刷牙。憂鬱症不是想太多。人體運作有多奇妙，最清楚的人，不是自己不是醫生，而是上帝。我無意傳教佈道，只是強調補充這些營養素有多重要：

1 食物中本來含有的各種營養元素，在進到人體之前，會經歷諸多被破壞的程序，「真的」吃到多少，很難計算。

2 每天生活模式標準又健康的「珍禽異獸」，越來越稀有。生活環境惡化的程度，卻越來越快速。非常時期的生存之道，就是為自己多作一些防禦工事吧。

3 現在的病原遠比過去聰明，這種現象叫做「突變」。我們身上有六十兆個細胞，想和單細胞的病原比賽突變的速度，「那五摳林」啦！我們還是補充營養「突圍」吧。

最快速有效又經濟的方式就是，把這一頁撕下來，拿去藥房買一瓶綜合維他命。如果擔心專業不足，價格太貴，那就去下一章找答案吧。

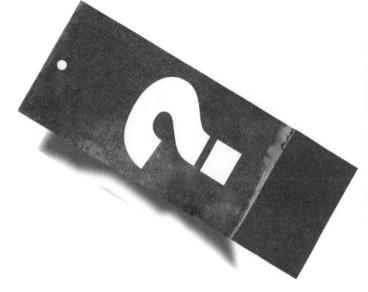

4-3

什麼牌子最好？

只要上了台，就要禁得起被「看」。帥哥美女當然是賞心悅目，學富五車也有知性之美，打諢插科娛樂眾生一樣是種功德，開示佈道的場面只有「震撼」可以形容。

至於我的課堂中會出現什麼景象？一定有很多讀者知道了——很忙。我說話速度只輸光速，大家的耳朵很忙。我上課從來不發講義，大家忙著抄筆記。我百無禁忌葷素不拘，大家還得忙著笑。但是對我而言，下了課我更忙！還好我是被「圍問」，不是被圍毆。有一次我花了三個小時在「課後輔導」，比我上課時數還長。

二〇〇四年八月十五日我去國家安全局演講，當天是浪漫的中國情人節七夕，我卻去了一個讓我不敢散漫的地方。台下四百個人聽講，下了課我怎麼可能立刻走人？讓我意外的是他們發問的方式，第一個問題就讓所有的人鴉雀無聲：「吳老師妳平常三餐都吃什麼？妳剛才台上講的，妳都有照做嗎？」真不愧是國安局啊！問得多犀利。

其實我被拷問最多的問題，都是和眾人利益有關的：

- 什麼牌子的豆漿最好？
- 什麼牌子的綠茶最好？
- 什麼牌子的咖啡最好？
- 什麼牌子的巧克力最好？
- 什麼牌子的食用油最好？
- 什麼牌子的咖哩粉最好？
- 什麼牌子的維他命最好？

曾經有個「好野人」的男人問我：「什麼樣的男人最好？」我只回他一句話：「反正不是你最好。」

任何人碰到專業名詞就傻眼，這種「無助」很正常，我樂意幫忙。至於有人「窮得只剩錢」，以為我姓吳就可以問我無聊的問題，我是不鳥的啦！

如果只是授課，不涉及商業行為不是更好嗎？如果提到錢，就是商業行為，那麼我們生病時付醫藥費，工作一個月後開心的領薪水，上教堂進寺廟掏錢去奉獻，都是不妥當的嗎？我可以做個清高的學究，但是「不做不錯」的後果，就是犧牲大家追求健康的權益。

我曾經當過「不沾鍋老師」，但是，埋怨我的人更多更多。

雖然我沒有財力設一家藥廠，也沒有辦法當廠商的股東，但是我有足夠的專業篩選成分的好壞，足夠的群眾力量降低產品的成本。

千萬別以為我古道熱腸、急功好義是個聖人。我之所以用功的四處挖寶，最主要是為了我自己啊！以下是我的「工商服務時間」，讓我們一起分享：**www.500paofenwu.com**

五百分健康便利貼

錢要花在刀口上，現在大家知道，把好東西放進口裏，把錢省在口袋裏，才不會有「心如刀割」的痛苦。

附錄

Q A 大解答

吃隔夜菜與微波菜健康嗎？

Q

1 請問隔夜菜是不是吃了對身體不好？

2 食物經過微波爐後是不是容易導致身體致癌？

3 上次有請教吳老師有關優酪乳的營養價值；老師的回答是對身體不好，但網路有特別報導優酪乳的起源及優點；不知老師有什麼看法？

4 下半身跟上半身比例差很多(下半身很肥胖上半身很瘦)是不是一種病態？還是因職業的關係(久坐)之故造成？有什麼補救的方法嗎？

A

1 沒壞就無妨，只是吃得不太爽。

2 不會。

3 網路消息滿山滿谷，但是，正確無幾。

4 不是，久坐不會造成大屁股，去練瑜珈、肚皮舞或者~~~認命，均可。更愛自己好嗎？

不要喝牛奶真的好嗎？

Q 吳老師：我認識的一位輔大同學告訴我，他聽過您在輔大呼籲學生不要喝牛奶一事！我感到非常訝異，因為在台灣這個資訊尚未流傳開來，所以覺得您真不愧是為資深營養師！想請教您對吃素一事的看法？您覺得因為對抗暖化活動，而推行的無肉、蛋、奶的「減碳餐」如果天天吃的話，會不會影響健康呢？

A 我並非營養師，公共衛生是我的專業，而營養學只占公共衛生學中的一部分，我只是個每天都會讀書的老學生而已！不管基於任何理由，我都贊成素食。這不但是愛護地球，也是一種對待生命的慈悲。說來萬分慚愧，我還做不到哪！

針對痛風患者設計的茶飲

Q 親愛的吳老師您好，我和外子已吃素近一年半，最近半年外子的痛風發作次數密集且頻繁，請問如何吃才能讓痛風的情況改善，之前看到您說的豆豆茶，有痛風的人適合喝嗎？老師可以針對痛風患者設計每日方便飲用的茶水嗎？謝謝老師！

A

進化的人類，都是吃素的。我不夠進化，但能給妳一點建議：

1 夏天水分流失快，和痛風發作有點關聯。

2 用綠茶包泡茶，冷熱皆可，一天至少二個茶包。至於喝幾西西，妳老公的體重乘以三十，就是一天茶水的量。

3 不要爬山，不要頻繁的上下樓梯，不要激烈跑步，都能減少尿酸產生。

4 發作時再吃藥。

5 咖啡是個好飲料，可以多喝。

6 不嫌麻煩，豆豆茶（請參照一百三十六頁，豆豆茶的做法）也很好。

7 如果他平時對妳不夠好，發作時好好整他。以後他就不敢（發作）了。

空腹喝茶與檸檬汁

Q

老師您好，我是新竹市消防局學生，有幾個問題想請教您：

1 請問空腹喝茶好不好呢？

2 請問檸檬汁在什麼時候喝比較好？

3 我之前習慣在睡醒後就喝一杯，這樣子對身體好嗎？如果把檸檬擠成汁後，冰成冰塊，這樣對檸檬會有影響嗎？

A

1 我經常空腹喝茶，你說好不好呢？

2 檸檬汁只要在清醒的時候喝，都好。要不就嗆到啦！

3 作成檸檬冰對檸檬沒有影響，只是形狀改變而已。你可以做個美女檸檬冰哦！

詢問有關保肝的健康食品

Q

老師您好，我是之前在大安分局上課的學員，我有幾個問題請教，聽老師說牛奶不好，為什麼？有次蹺課沒聽到重點。另外，有學長介紹我吃HEP-FORTE，那好像是保肝的，因為我們的工作常常日夜顛倒，請問老師這種藥好嗎？或者還有什麼對肝比較好的保養法？一週運動二次各跑三千公尺這樣運動量夠嗎？非常感謝老師回答。

A

不能喝牛奶的原因有三：

1 牛奶中的酪蛋白，容易引起過敏及胃酸分泌過多，所以胃病時來一杯牛奶，是自虐的行為。

2 牛奶中的PGE-2及IGF-1是刺激癌細胞加速分裂的「腫瘤生長因子」，所以咧，平時沒事喝牛奶，是自殺的行為。

3 牛奶中的「類胰島素生長因子第一型」會刺激皮脂腺的作用，分泌過多的油脂，青春痘粉刺、痤瘡，就是這樣來的。脫脂奶粉又比全脂奶粉作用更強烈。所以，愛美的時候喝牛奶，是自殘的行為。三歲以下的幼兒，有足夠的乳糖分解酵素，是唯一適合喝牛奶的人類。

學長介紹你吃的Hep-Forte是一種維他命的保健食品，只是補充維他命是一門大學問，上回課堂中我有詳細說明。一週二次三千公尺的跑步，建議你改成快走，才不會磨損膝蓋和足踝的軟骨。其實一天快走十五至二十分鐘，比你一週運動二次更有效哦！

下次還敢不敢蹺課？其實我是刀子口豆腐心的好老書，常常連絡吧！

痛風的患者能喝豆漿嗎？

Q

吳老師您好：不經意逛到您的網站，如獲至寶！我知道奶製品不好，要喝豆漿，但是我先生及七十歲的公公因為有痛風，平常就有注意飲食，一般觀念都是豆類製品不能碰，所以他們都不喝豆漿，請問：

1 痛風患者真的不能喝豆漿嗎？

2 我公公每天早餐都喝一大杯沖泡奶粉，認為這樣能補充鈣質，這樣會對身體有害處嗎？

A

請說服妳公公戒奶，孝心無限，功德無量，理由為何……（請參閱第十九頁）。

痛風不是詛咒，不喝豆漿可就虧很大。

歡迎你們有緣來聽我上課——一聽瞭然，再聽明白，三聽自在，四聽快活。

長了帶狀疱疹的調養方式、小孩該喝轉骨湯嗎？

Q 最近不知為何身體腰部長了帶狀疱疹，已看了皮膚科，因為有稍微感冒，整天冒汗且癢癢的，身體感覺疲倦。另外，我有二位小孩（一個小四男及小五女），面臨成長期，需要特別去中藥店買轉大人的藥嗎？

A 帶狀疱疹是病毒引起的免疫性疾病，很痛吧？妳得咬牙忍耐幾天了。我相信妳上課沒有偷睡覺，因為上我的課還能打瞌睡的人，都被我當場「料理」掉了。所以妳一定能認同我的觀點：一．好東西不一定昂貴。二．不該花的錢不要花。睡前喝豆漿，再補充足夠的鈣質，對妳家的小姐少爺就夠啦！倒是妳多愛自己一點哦：

1每天早餐一顆半熟的蛋。

2多吃香甜多汁的水果。

3早點睡晚點起，如果不行，那麼上班就不要太賣命。

4心情要好，別看鬼片，不買基金，別碰連動債，乖乖存錢最好。

5 晚飯後散步三十至六十分鐘，戒掉連續劇吧。……為妳加油！

過敏兒能不能吃冰？

Q 五百芬老師您好：日前在北投國中聽君一席話，真是勝讀十年書，有幾個問題想請教：

1 聽您的演說及您在網站上回覆問題時，覺得您不太忌諱「冰冷」。可是我家有個過敏兒(現在已經國一了)從小就被告誡「不能吃冰」，連全家都跟著不吃冰。想請問您對「冰冷」飲食的看法，真的會如中醫所言「降低免疫力」嗎？

2 我看了您發表在雜誌上的健康專欄內容中提到了「睡前吃糖減肥更有效」，是真的嗎？那是哪一種糖？我一直為減肥所苦……難道我真的遇到貴人了嗎？

3 您說爬山、跑步對關節不好，我又不會游泳，沒興趣。又學不會，一定要運動嗎？要做啥運動呢？再一次謝謝您！

A Dear Grace：過敏兒和冰冷食物完全無關，有學問的中醫也不會告訴你們：「吃冰會降低免疫力」，你們全家白白被陷害多年，慘啊！睡前吃或喝三十西西純蜂蜜是可以減肥的，喝豆漿也有效啊。妳真的很「回」嗎？那天我記得妳並沒有太「大隻」。每天快走三十分鐘是塑身的好運動，外面太黑不想出門，站著看電視邊伸懶腰也行。

每天吃蛋？膽固醇不會太高？

Q 請問老師，蛋不是含有很多抗生素嗎？四十歲的人每天吃兩顆蛋，那膽固醇不會太多嗎？還有我最近想減肥，所以儘量七點半前吃晚飯。目前身高一百六十公分、體重六十一公斤想減到五十五公斤，如何減肥最有效？

A 我從三十歲至今，一直奉行「早餐蛋蛋計劃」，不但身體健康，抗壓性好，而且，膽固醇一直很正常。至於妳想塑身，我的建議：

1 把米飯改成烤地瓜代替，其他食物不必限制。青菜過水，吃肉去皮，戒掉甜食，那是給鬼吃的食譜。

2 晚飯後穿上兩吋以上的楔形鞋，快走六十分鐘。注意，楔形鞋是成功的關鍵。不用名牌的也很好穿喔。我平時都穿一雙一百五十元的鞋，能走能跑能跳，台北車站地下街有很多這種——一雙二百元、兩雙三百的鞋店喔。

3 吃飯先喝湯，儘量慢一點，可以自然減少食量。

4 飯前來兩片百分之七十的黑巧克力，飯後再兩片減少脂肪吸收。

5 大量的喝綠茶、咖啡，瘦身燃脂抗老防癌，都有效哦。～相信妳一定成功。

恢復視力的偏方是否有效？

Q 請問我女兒目前是小學四年級，但有近視一百五十度，聽說吃龍眼乾＋龍眼核＋枸杞，近視會恢復正常，有可能嗎？中藥行有賣一罐四千元藥，老闆說一天吃三顆，一個月就會恢復正常，有可能嗎？感恩唷！

A 這種配方，這種價格，只能治好「吹牛症」。這種冤枉錢，千萬別亂花。台灣的小孩，近視成了必然的毛病，年滿十八歲以後再治療，才能一勞永逸。不要因為現在的度數影響妳們的母女關係。

豆漿如何加熱？

Q 吳老師您好，上次聽您演講要多喝豆漿，但天氣冷了，請問冰的豆漿可以直接倒到鍋子裡加熱嗎？還是需要注意什麼？麻煩您了，謝謝！

A 看來妳和我一樣是廚藝智障哦！微波或直接加熱都行啦，至於要注意什麼？不要燙傷最重要！還有，要稍微攪動防止鍋底燒焦。～常來信讓我笑，好嗎？

膽結石患者能喝豆漿嗎？

Q 老師您好：我有個問題想請教您，您說每天睡前喝杯豆漿對身體很有幫助，我老婆健康檢查後，發現膽囊內有多顆結石，最大的約一．五公分，醫師建議還不需開刀，繼續追蹤檢查即可，等疼痛時再手術取出結石，但我老婆只要吃太飽或飢餓就會出現胸部不舒服的情況，請問老師是否有不需開刀可以治療膽結石的方法。且醫師說不要吃豆類製品，請問豆漿也是豆類製品，患者可以喝嗎？請老師不吝指導……感恩！

A 膽結石和豆類無關，放心喝豆漿吧！改用Virgin的橄欖油對膽結石有效，我會建議你買「家樂福的橄欖油」，好用又便宜！多喝茶和咖啡，都能減少結石的產生，還能利於代謝。我唯一的建議是，你太太應該抽血驗一下幽門桿菌，才能確定胸悶的原因，結果可以告訴我，再幫你想辦法。切記！你不可以飯後去捏她的胸部，這樣太舒服，也不利於消化哦！

我對喝咖啡怕怕的

Q 吳老師您好：我聽過妳演講，很酷！挺像「酷酷嫂」的！妳演講鼓勵我們多喝茶、喝豆漿及喝咖啡，非常有益健康！但聽朋友說，國外有醫學研究，大部分得胰臟癌的病人有一個共同的嗜好，就是每天都要來上幾杯咖啡，喝咖啡跟胰臟癌真的有關聯嗎？我很喜歡喝咖啡，但現在心裡怕怕的，給個答案吧！

A 我在台上說的每一句話，都有文獻報告作依據。除了有你這種認真的好孩子發問，還有很多我的同行會質疑。咖啡可以減少胰臟的Beta細胞氧化，進而保護胰臟，預防糖尿病。不過，低咖啡因或不含咖啡因的咖啡，才有可能引起胰臟癌。

我們乾一杯吧！我也是咖啡一族。

空腹喝咖啡或茶會胃痛，怎麼辦？

Q 您提到要多喝茶與咖啡，老實講我真的很喜歡這兩種飲料，但長期胃痛，至今已經怕到不敢碰了，只要一喝即使是飯後馬上喝，只要肚子一空馬上胃痛。請問這種情形還能喝嗎？您可能奇怪我為何不就醫，其實是看到不知找誰才好，胃鏡也照過，幽門桿菌也測過，都無大問題，就是好不了，盼您解答。感恩！

A 不願給妳「緊張大師」的封號，但我深信妳一定是個凡事認真的女生。五點建議給妳：

1 從紅茶或花茶開始，最後再喝最有效的綠茶。如果妳始終不能「泛綠」，就一路紅到底吧。

2 百分百的阿拉伯豆是對胃最溫和的咖啡，買「雀巢」從低濃度的咖啡開始。

3 優鮮沛的蔓越莓果乾對妳的胃非常有用，每天半杯紙杯量的果乾當零食，成效卓越。至於口味請以藍莓優先選擇更好。

4每天睡足八小時，吃飯慢一點，飯後和緩的散步十分鐘，都有幫助。
5不要再吞胃藥，上課認真的妳，一定知道理由。

祝妳保胃成功！

有乳腺囊腫的人能喝咖啡嗎？

Q 老師您說要喝咖啡（我一直都有在喝）但是否會造成骨質疏鬆？且因為我有乳腺囊腫。醫生叫我不要喝咖啡，我想請問乳腺囊腫是什麼原因造成的？謝謝您！

A 加拿大多倫多大學的研究証明，每天三杯咖啡，可以降低一成乳癌發病率。如果六杯，則可降低七成。妳的乳腺囊腫是良性的，持續喝咖啡可以管控它不搞怪，不是很好嗎？這種東西和經期變化有關，半數未停經的女人都有，妳不必擔心。

隔夜茶的茶垢會危害人體健康嗎？

Q

根據天津藥物研究院副教授李紅珠告訴《生命時報》記者報導，沒有喝完或放得時間較長的茶水暴露在空氣中，茶葉中的茶多酚與茶銹中的金屬元素就會發生氧化，形成茶垢，附著在杯子內壁，而「茶垢」就是危害人體健康的罪魁禍首。因為茶垢中含有鎘、鉛、汞、砷等有毒物質以及亞硝酸鹽等致癌物，這些物質進入人們的消化系統，與食物中的蛋白質、脂肪酸、維生素等相結合，不僅阻礙了人體對這些營養素的吸收和消化，還會使腸胃等器官受到損害。……是否真實？與老師的隔夜茶論有否抵觸？

另外，女性更年期身體時常感覺燥熱，如何解決？

A

我一向喜歡高難度的問題，所以，我很喜歡你。

只放了一夜的茶，是來不及形成茶垢的，會有茶垢、咖啡垢的杯子，和有油垢的鍋子一樣，都是因為有個「胎哥」的主人。

鎘、鉛、汞、砷的確對人體有毒害，但這些壞東西不可能無故出現在茶葉中，那就更不可能藏在茶垢裏。茶多酚氧化之後是失去保健的效力，而不是形成毒素。這位阿珠珠教授，可能是有感於大陸有很多農作都不當用藥及施肥，讓有毒成了常態。但在台灣，我們不必緊張。

不只茶垢油垢噁心，如今有很多「人垢」簡直是讓我們寒心！

補充鎂、鋅、B群可以減少燥熱，建議你下次改買綜合維他命，就能如願照顧健康啦！

我吃的很清淡，膽固醇還是過高？

Q

日前收到朋友轉寄的信件，內容是您講座的簡單摘要，對於您糾正的某些根深蒂固的飲食觀念，頓時還真的感到相當震撼，也有幾個問題想請教您。

1. 我今年二十五歲，女生，飲食相當清淡，大燕麥片、水煮青菜、水果、蔬菜攝取量相當高，肉類一週只吃二次，唯一無法忌口的是蛋糕甜點，但也未到過量的地步，但卻在十九歲就出現膽固醇含量過高的問題，曾到達二百六十，家族中未曾有遺傳病史。請問這可能是什麼原因？您主張的一天吃兩顆蛋，不會造成人體膽固醇含量過高嗎？
2. 蝦蟹這一類海鮮是含HDL，吃多無害？
3. 任何的綠茶都對身體有益嗎？盒裝一百包一百元的天仁茗茶就可以嗎？

以上問題，盼您的解答，謝謝!!

A

想不到妳小小年紀，如此節制實屬不易，但願妳不會覺得太委屈才好。

1. 膽固醇有分HDL和LDL二種，看來妳的二百六十應該是總膽固醇，何況這個數字是六年前的舊帳，往事就不必再提了。
2. 蛋、海鮮、家禽都屬HDL，多多益善。
3. 多喝茶，身體越不找碴，尤其是綠茶。別怕別怕，喝茶喝茶。

老婆不准我吃花生，怕生過敏兒

Q 吳老師，妳好：我是曾在嘉義中油聽妳演講的學員，坐在第一排，對妳「蠟筆小新的媽媽說要洗手」的那個梗有反應的年輕人啦。

想要請問妳，花生會引起過敏，是真的還假的呢？因為我老婆不准我在她懷孕前吃花生，怕會生出一個過敏寶寶，可是我們預計一年後才要懷孕，我那麼愛吃花生，要我忍耐一年不能吃，真是痛苦啊！所以寫信請教一下吳老師。

A 花生小子：你和阿姨一樣愛吃花生吔！

請你轉告夫人，老公吃花生，和未來的孩子是否過敏完全無關，更何況花生所含有的維他命E，是種助孕安胎防癌又抗過敏的營養。

你只要不吃花生殼就行。

每天喝豆漿，會不會得糖尿病？

Q 老師您好，我是輔大的學生，有幸在這學期聽到老師的演講，我想請問老師幾件事：

1 豆漿的普林是不是各大超商那些賣的（味全、統一…）都是可以有高科技濾掉的？還有我每天晚上喝一瓶豆漿約五百西西會不會糖尿病啊……（因為我不喜歡喝無糖的）。

2 如果有顳顎咬合（就是吃飯或打呵欠，嘴張太大，就會有骨頭移位的感覺）上的問題 一定要看醫生之後動手術或戴咬合板才會好嗎？還是有其他保養方法？

A

沒有逃學的Tetsu：

1 統一、味全、黑松、光泉、義美都是「好漿」，不過羅東鎮農會的「羅董有機豆奶」更好。至於糖尿病的成因，你的理由太扯了！

2 這就是下巴掉下來的境界。如果不是因為看見正妹，吃這種苦就很冤枉。我兒子也有這種小毛病，勿需擔心，不要咬太硬的食物就好，例如：石頭、牆壁、烤魷魚。你，註定要吃軟不吃硬的過一生。

胸部有腫瘤，可以喝豆漿嗎？

Q

我是輔仁大學的學生，今天聽了您的演講，真是覺得豐富收穫。

但是我有個問題想請教您，就是您說每天睡前喝杯豆漿對身體很有幫助，不過我胸部長了兩顆腫瘤，我的腫瘤目前醫生判定是良性的，他說現在有很多年輕女生都會長這種腫瘤。這樣我還可以天天吃跟黃豆有關的食品嗎？因為我的爺爺有位女性朋友也是得了腫瘤去切除，結果跟我爺爺說我不能吃跟黃豆有關的食物。因此想請問一下，如果我每天固定喝一杯豆漿會有影響嗎？

A

女生胸部的腫瘤百分之九十都是良性，口服避孕藥或賀爾蒙才有可能使腫瘤轉變為惡性。

這豆漿真是招誰惹誰來著？！

民眾口耳相傳的消息，正確性太差，要不，我的工作哪有存在的價值？

爺爺疼妳，老師教妳，豆漿，妳放心的喝吧！

聽說蛋一定要吃熟的！

Q

個人從友人處收到以下這一則訊息，不知內容是否出自於貴中心吳寶芬講師？內容中第二項提及：「每天第一餐要吃兩顆七分熟的蛋，七分熟的煎蛋最好，蛋黃不要太熟」，這樣的內容與另一種說法：「雞蛋在母雞生產、儲存、運送過程中，極易感染各種細菌（尤其前者），因此應以熟食為宜」云云的說法相違背！由於網路傳播訊息迅速廣泛，為避免不正確訊息廣泛流傳，有請貴中心針對以上兩則相互矛盾之訊息加以澄清，非常感謝！

A

老師看見學生上課自動寫筆記，是非常安慰的事。但，如果腦手不一的寫錯了，老師除了再次澄清，就是學生再次上課了。

所有動物的胎盤，除了生育之外，還具有阻隔過濾的功能，因此每一顆新鮮的蛋（不只是雞蛋），內在都是安全無菌的。真正威脅健康的，是家禽身上所帶的H5N1病毒，及糞便中的隱球菌，前者引起禽流感，後者引起腦膜炎。所以要吃到一顆不混蛋的好蛋，方法就是淘汰傳統商店的「米糠雞屎蛋」，改選超市盒裝消毒過的「洗選雞蛋」。

蛋黃不要太熟太老，是因為可以保留較多的卵磷脂，有益血管通暢。但我從不贊成吃生蛋，更反對守在雞媽媽屁股旁邊等蛋，這樣的作法實在是十足的傻蛋。傳閱我的上課內容，和聽我演講實在相差十萬八千里。更何況這篇文章當中有一些小誤。最後提醒你，二〇〇八年十一月底，最新的醫學研究結果，每天一顆蛋即可，因為現代人大部分都是因為營養過剩而完蛋的啊！

相見恨晚！贊同老師所提「進出平衡」飲食觀

Q 吳老師：您好！上了三年的基層行政管理班課程，卻第一次聽到您幽默風趣暨精彩的授課，真是「相逢恨晚」，故只上一堂課實在意猶未盡，真感謝老師課後能留些時間於現場給學員發問。

唯有失去健康，才知健康的重要，由於本人這兩年分別動婦科手術，去年拿掉左邊卵巢畸胎瘤、今年四月底又動手術處理右邊卵巢腫瘤，術前因血液問題服用近二週化療藥；若能早遇到老師，改變飲食習慣及學會「進出平衡」的道理，或許能免除腹部「進出平衡」累累之慘劇。

老師全身充滿健康快活暨平易近人的親和力，令人敬佩又羨慕，並且感謝您的關心與建議，會找時間至醫院就醫，感恩您。

A 能夠分享所學，認識許多朋友，是我熱愛工作的主因。如今，上天安排妳我有緣相織，就不必嫌早或恨晚。日後，需要有人為妳加油的時候，我願當妳的「打氣筒」哦！

頭皮屑過多，如何改善？

Q 我是輔仁大學資訊工程學系的學生，最近一直有頭皮削的困擾，我想請教為什麼會有頭皮削？要怎麼保養才不會有頭皮削呢？謝謝老師！

A 你的國文程度比較令我擔心，因為頭皮削了，腦袋就變小了。精神壓力、油性皮膚或酵母菌感染都可能造成頭皮屑，你可以買抗菌洗髮精，在頭上停留十至二十分鐘再沖掉戴上浴帽效果更好。還有，要找時間睡飽，頭髮才不會作怪。

關於憂鬱症的藥單

Q 老師：您來新竹中油上課後請我提供藥單，茲寄上藥單請參考。醫生說：我有焦慮症或憂鬱症，曾經吃了這些藥，但查網路發現這些藥的作用後，並未完全照醫生規定服藥，因為我怕副作用，現在仍服藥中，但我不知這種病應如何自我調適，一定要吃藥嗎？

A 你一定是個力求完美、工作拼命的笨男人！你對身邊的人努力付出，卻忘了疼愛自己。我猜你上輩子應該是個江洋大盜，這輩子才會當個還債的天使。何謂天使？就是天天以助人為使命，心中沒有自己的人，但我以為你該慶幸自己陷入這種低潮，因為此刻你才會發現，身邊的親友關心你的純度有多少？

網路藥典的內容不及我們專業藥典的一半，你的所有用藥我都不贊成，尤其是Xanax和Ritalin，只有睡前的藥你可以暫時繼續服用，不然失眠的問題更麻煩。

此時找個能談心的老友，對你最有幫助！如果你不嫌我老，我也可以當你的「新老友」。

為你加油——九五無鉛！

為你加醋——處處逢緣！

為你加友情！！

有乳房纖維瘤可吃月見草油嗎？

Q 請問胸部有長纖維瘤（良性）的話可以服用月見草油嗎？可以的話一天的劑量是多少呢？

A 服用月見草油一天不要超過二百IU(mg)。但是月見草油和乳房纖維瘤無關，對付纖維瘤的方式送妳三個字：別理它。

祝妳，別緊張。

對於青少年的健康建議

Q 我是一位來自大陸的熱心觀眾，好佩服您！您可不可以告訴我一些青少年日常健康注意事項呢？我身體一直不大好，希望您能給些建議！

謝謝！希望您可以回信啦！

A 既然妳自遠方來，我自然不該怠慢，只是妳這句「謝謝」，喊得也太驚心動魄啦！妳的問題太籠統，「身體不大好」這五個字，我得怎麼猜呢？上我的網站逛逛吧，也許有妳要的菜。

念妳是個這麼有心愛自己的小朋友，姥姥我再給妳點小小的建議：

1. 不要頂撞父母，他們被妳氣壞了身體，就沒人可以使喚了。
2. 在校功課不要太爛，有個學歷以後謀職，至少可以混個面試的機會。
3. 全球景氣不好，因此不要太浪費，把錢存下來借給窮鬼朋友，才能賺利息。
4. 可以交男友，但不要太早上床，男生對妳的熱情和妳跟他是否發生關係有關係。

5. 請和台灣人和平相處，我們都是血濃於水的炎黃子孫，妳說對吧？

6. 不要隨便佩服我，有事找我就行。妳在那兒認識我的？不會是天安門廣場吧？

腎結石的注意事項

Q 我舅舅因為血尿去看醫生發現有腎結石的問題，但現在結石掉到膀胱了，有需要買驗得出血尿的試紙在家中隨時檢驗嗎？還有照護上需要注意些什麼？

A 你和你舅一定很麻吉哦，才會這麼關心他。

結石掉到膀胱是一大進步，不用驗尿嚇自己，我們平時還被嚇不夠嗎？但，我有幾個建議：

1. 每一至二小時上一次小號，尿得越用力越好。
2. 喝茶、咖啡代替白開水，一天至少一千五百西西。
3. 使用白色瓷器餐具。
4. 睡眠充足，心情放鬆，每天至少快走三十分鐘。

祝他，排石順利！

Q

1. 結石會掉到膀胱表示比較小了嗎？
2. 水腎是什麼？是結石引起的嗎？
3. 喝茶咖啡是為了利尿嗎？還是會讓結石分解？
4. 為什麼要使用白色瓷器餐具？
5. 快走三十分鐘是因為運動可以幫助代謝結石嗎？

A

1. 不是，但是會動的石頭比較好。
2. 有關係，但現在石頭不在腎臟，水腎會慢慢消失。
3. 兩者目的都是。
4. 避免吃到三聚氰胺，再次結石。
5. YES。

謝謝您出申論題考我！

常打嗝有沒有關係？

Q

老師您好：我吃完飯後常吐氣，吃完韭菜或是肉類後更嚴重，即使慢慢吃也是如此。不知是何問題哩？

A 我和你一樣，超會打嗝吔，這是好事一件，代表我們排氣順暢，不會狗屁不通，安啦！

請教胃食道逆流的飲食之道

Q 不好意思！可否請您解答小弟這個問題——我有個親戚一直以來身體都不太好，是個兩個小孩的媽，年齡也有點歲數，她說她有「胃食道逆流」的問題，醫生提醒她不要吃有糖分的東西！但是不舒服要吃「胃藥」，上您的課曾提到：「請避免接觸胃藥」！那我該建議她能吃什麼、不能碰觸什麼？感激不盡！

A 看在你認真聽講，又關心眾生的份上，我非常樂意當你的專業後盾，以便你日後繼續助人。有點年紀又是兩個小孩的娘，並不是身體不太好的藉口；而胃酸逆流和吃了甜食也沒有直接的關係。肌肉張力彈性不足，可能會讓食道由單行道變成雙向道，足夠的L型乳酸鈣對她會有幫助。建議她不必空腹抽血檢驗幽門桿菌（Helico pylori IgG），數值二十二以下為正常，收費不超過六百元，待檢驗結果確定後，再跟我連絡吧。如果你能開口講話，打電話給我，更好！咱們能聊得更詳細哦。

割扁桃腺比較不會感冒？

Q 我是曾上過老師課的大同分局員警，因為我的體質是非常容易感冒，以前給西醫看過，他第一句話就告訴我：「害我嚇一跳！」的確我常感冒！他說我扁桃腺肥大，所以喉嚨會容易先痛，本來要想動手術，但是我家人說要全身麻醉！所以不同意！請問割扁桃腺有用嗎？

A 最近你們常訓，所以我天天去警察局報到，能認識一大掛的警察朋友，一直是我很珍惜的事，而且，不管是一毛二，還是五毛八，我都一視同仁。千萬千萬不要切除扁桃腺！這是人體上呼吸道的第一個派出所，撤哨之後一定會更容易感冒。常連絡，互相加油哦！

優酪乳可以減肥嗎？

Q

1. 優酪乳跟優格的營養成分是否差不多？
2. 它們跟一般乳製品或牛奶對身體健康影響是否一樣（是較負面的）？
3. 減肥的人飯前喝優酪乳＋綠茶粉真的有效嗎？（還是無稽之談）沒路用。
4. 下半身是西洋梨體型（臀部開始）較肥胖者，在飲食中應避免哪些食物或多攝取哪些食物？
5. 發酵過後的豆漿好嗎？

6. 常攝取發酵後的食品，例如：醋、優酪乳此類的食品好嗎？

以上問題，請教吳老師……非常感謝！

A

1. 一樣啦！
2. 是滴。
3. 飯前先喝湯是可以減少食量的。
4. 腰圍／臀圍小於○．八，那麼對健康是沒有威脅的。如果是因為外觀的考量，我會建議用衣服來修飾，用快走來鍛鍊。對哦，你是公的還是母的？學會接受自己的一切，才是快樂的基礎。如果真要清算熱量和體重過一生，那麼人生的意義在那咧？
5. 不好咧。
6. 食物和女人一樣，越新鮮越好呀！

小寶寶解便時很辛苦，可吃益生菌嗎？

Q

我們最近碰到一個問題，小寶寶剛滿一歲一個月，但是她不愛喝水，尤其最近解大便的時候都會非常用力，一直都有試著幫她在肛門口塗凡士林，但是她解便的過程感覺相當用力，且肛門口會有紅腫的現象，是不是該買益生菌之類的給她吃？或是有什麼改善的方法請告知，感謝您。

A 新把拔：你家的小妞兒會不會很好動？是不是很有意見？有沒有大量流汗？不必強迫她喝白開水，更不用買益生菌，喝點帶渣的水果汁，香蕉或木瓜，都能通便啦！肛門的紅腫可以抹小護士藥膏，如果沒有破皮，不處理最好。好嫉妒你有女兒啊！

看到美女寫真，血壓就偏高？

Q 每當我閱讀美女寫真集時，我的血壓有偏高的情況，請問這是正常的嗎？

A 你只有血壓變高嗎？你可能描述得太含蓄了吧？其他的「反應」我可以一併回答你，你是個正常又健康的男生，恭喜！

有陽痿的問題

Q 我是輔大的學生，我想請問一下關於陽痿的問題，我從小學五六年級就開始自慰，就還蠻頻繁的（一個禮拜兩次左右），而且蠻長一段時期，是用下體去靠著東西摩擦達到射精的效果，到了高中才改掉，聽說這樣會造成陰莖不良的影響？

然後到了現在21歲，我第一次發生性行為，我發現我在插入之後沒幾次就射精了，連30秒都沒辦法維持，平常自慰的時候也沒辦法維持很久，但是我在勃起方面沒有障礙，我這樣算很嚴重嗎？這個情況有辦法靠攝取營養和調養做息來補救嗎？因為我常常超過1點多才睡，吃很多油炸食物，又常常自慰，會不會是腎臟不好造成的？還是建議我去就醫？

A

同學：我仔細研究了你的問題，給你非常慎重的回答：

1. 你的健康教育老師混蛋！
2. 你的健康教育成績鴨蛋！
3. 你的自慰方式很正常，不會造成小鳥異常。
4. 你只要可以持續勃起2分鐘就好。30秒射精是很多年輕男子的共同反應。不必比賽持久度，女生更在乎愛情的忠貞度。
5. 醫院裏不差你一個露鳥俠，除非你窮極無聊想找刺激去秀鳥，我是不會建議你就醫啦。
6. 放鬆點，愣小子！

如何攝取鈣質更有效？

Q

吳老師您好，我是新竹市消防局的隊員。聽了您的演講，收益良多阿，真是非常感謝你。

我想請問老師：

1. 對於攝取鈣方面，哪些食物是比較含有好的鈣呢？

2. 所以好吸收的鈣是指游離鈣嗎？

3. 我最近買了罐螺旋藻健康食品吃，但上面的鈣沒寫英文，只寫中文，請問那種鈣是好的嗎？且上面寫成人劑量一天要吃20粒，感覺很多，是說我吃了一個月，體力氣色方面都不錯，且之前吃到不乾淨的海鮮都會過敏，它似乎有抑止過敏的效果。

我覺得老師很有活力，一點都不老，所以要改叫你寶芬姐(加個姐是尊敬，因為我還是個黃毛小鬼)，若老師有消防常識的問題也可問我喔！我會盡力幫你解答，哈哈～希望老師能針對我的淺見說明一下～感謝您～～

A

1. 如果你上課沒有光顧著笑，就會記得L型乳酸鈣Calcium L-Lactate 才是最好吸收的鈣。

2. 你吃的螺旋藻所含的鈣，就算沒有標示清楚，也可以確定不是L型乳酸鈣，因為L型乳酸鈣來自甜菜而不是螺旋藻。下次標示不清的玩意兒，不要隨便吞下肚。再者海藻類的健康食品吃多都有畏光的副作用，所以建議你一天十顆就行。

3. 竹市消防局哪一個消防員最乖？請回答。

跟男友吵架後冒出很多白髮，能恢復嗎？

Q

吳老師：你好！我是在中壢市公所聽到你的演講，覺得老師上得很棒，我有一個問題想請教吳老師。我今年二十六歲，但在三月時和男朋友吵架，常常無法入睡及傷心大哭，那時剛好在南投受訓，但結束後四月回家，發現長了一撮一撮的白頭髮，有些長在頭髮內層，要把頭髮翻開才看得到，所以就算有也不以為意，但一撮長在頭頂覺得很困擾，就會想染髮局部染掉，是不是當初太難過了才長出白頭髮？目前我心情已恢復，但長的新髮一樣是白的。有去中藥店吃何首烏丸，但效果也不好。想問吳老師是我體內缺什麼嗎？感謝老師百忙中撥空回信。祝平安！

A

宥莉：

如果一個男人，可以讓妳氣得長出白髮，可見是殺傷力非常的「壞男人」。如果你們常有爭執，我建議妳慎重的考慮，交往的必要性。

當然男人可以汰換，頭髮也會再長。只要妳睡飽吃好，相信我，明年，妳一定會有一頭漂亮的頭髮。如果真要論斷妳缺乏什麼，我會回答妳──真愛！

建議妳，每天至少大笑十聲。

有陰道念珠菌感染，不能喝乳製品嗎？

Q

老師您好！上次聽了您的演講之後真是獲益良多。有兩件事想請教一下老師：

1. 因為我女朋友有陰道念珠菌感染的困擾，目前是用塞劑治療，但狀況時好時壞，醫師有建議說要喝優酪乳補充益菌，但上次老師說不要喝乳製品，所以想請教老師有何替代方案？

2. 我自己之前一直有陰囊濕疹的困擾，塗藥後好像也無法根治，是否還有救呢？

再麻煩老師有空可以幫我解答一下，感謝~

A

很多女生陰道感染，並不是個人衛生不好或是「男生害的」，而是沒有使用正確的方法，建議如下：

1. 用菲蘇德美（敏感肌專用）沐浴乳，清洗外陰部就可減少陰道感染。萬一感染時，可買EVE的陰道沖洗液沖洗陰道，加速復原。但平時不必沖洗陰道，這是非常時期的非常手段。

2. 一定一定要使用護墊！每次沾到分泌物就要換，這是預防感染和外陰搔癢最好的方法。什麼牌子都可以買。

3. 喝乳酸菌對陰道沒好處，卻對身體不利。這是個餿主意。

4. 改穿一段時間的四角內褲，夏天少穿牛仔褲，用綠茶包泡溫水（杯子150CC左右），再用脫脂棉或化粧棉沾茶水，擦洗陰囊，茶水自然風乾不必擦拭，一天多擦幾次，這是打敗濕疹的法子。

5. 女友的感染減少，你的濕疹也會減少，你們互相加油。
6. 止癢藥都有類固醇，越擦越糟，你快住手！

我想豐胸，通乳丸有效嗎？

Q 老師請問：我已經20歲了，我想要豐胸，要怎麼做最好啊？想買市售的通乳丸來吃，會有效果嗎？不會只有整形隆胸才能改善吧？嚇死人的！

A 小阿呆：
除了動刀，沒有永久性豐胸的好方法耶！
找一個不愛大奶妹的男友，不是就好了咩？
你生來不是給人挑剔的，
記住！唯有自愛，才能更自信！

無糖豆漿怎麼喝？

Q 寶芬老師，不知您最近是否仍很忙，不過還是要打擾您！想請問羅東豆奶是否都是無糖的？因為我已經收到4箱，喝了才知道是無糖，是否喝無糖豆漿比有糖好呢？因為我們家老大要喝可是老二就不喝因為沒味道，不知有什麼方法可以讓她喜歡呢？另外，小朋友早上若不願意吃早餐，有沒有什麼方法可以讓她吃呢？且可以提出足夠的營養，因為早餐很重要，對吧！以上問題是否會太簡單了？

對了，不知道有什麼方式可以查詢到您的講座時間？謝謝！

A

再忙，我還是心甘情願被妳打——擾！

看來妳們家有一隻和我一樣貪甜的小螞蟻，甜或不甜一點都不影響豆漿的效果，因此加糖的湯匙妳就交給她吧！

有人情願多睡也不肯早起吃早餐，我就是這種人，但是若有機會，我會用吃大餐的態度吃早餐。妳家的小妞兒一定有她愛的早餐，讓她自己決定，她一定會乖乖吃下肚。

妳的問題的確太簡單，但我看到一個媽媽的愛，卻一點都不簡單！常來問我吧，我們互相打氣。

我的演講遍佈全台，妳打電話來問我的同事吧！02-28086191

天天喝豆漿，可以瘦下來嗎？

Q

我想請問老師一些生理上的問題，因為我的頭髮算細而且不多，請問跟月經有關係嘛？還是自身的問題？我也有乖乖聽老師的話每天晚上喝豆漿。但是我想請問老師，怎麼樣可以更瘦呢？我算是下半身肥胖的人呀，如何瘦身卻不瘦到胸部呢？謝謝老師。

A

老師很忙，而且很懶，加上打字速度像蝸牛，所以現在回信，請妳寬恕。

1. 頭髮粗細和月經無關，和營養的關係倒是很大，肉魚豆蛋類對妳的頭毛很有用。妳說髮量不多，我沒看見實在很難判斷，不過勸妳一句話：天主給妳頭髮就是恩典了。

2. 下半身不胖的人就不叫女生了，沒有屁股的女生，骨盆狹小不利於生育，我想妳對自己的要求太苛刻啦！想瘦下半身只有透過運動才有用，給妳幾個建議，請代為昭告天下：

(1) 每次下課站起來伸懶腰，伸展得越徹底，減肥越有效。

(2) 午飯後在操場上挺胸縮腰快走20~30分鐘，如果穿上楔型高跟鞋效果更好。

(3) 公車上要讓座，站著，不但比較消耗熱量，還能吸引帥哥注意。

多愛自己一點，別人才會更愛妳！

喝咖啡加豆漿會影響成效嗎？

Q

在您的網站上看到很多資料，很豐富、很寶貴，我也一直推薦給親朋好友這些資訊，謝謝您。想請問您幾個問題：第一個問題是：個人很喜歡喝咖啡，豆漿也算喜歡，這兩樣東西在您的資訊上都算是好食物，我以前會分開喝，但現在都用豆漿代替奶精，除了減少奶的攝取，也讓咖啡有不同口感，最重要是節省喝兩種飲料的時間，但在網路上找不到相關資料，所以想請教您這樣「亂加」是可以的嗎？會不會產生壞的變化？或是破壞食物原有的特性？謝謝。第二個問題是：因為孩子斷奶後體重急速下降，讓我以為患了疾病，去做健檢之後才發現只是一般中年婦女（我三十五歲）代謝差產生的問題，就是膽固醇過高、血脂肪過低，報告出來讓我想不透，這兩個指數不是應該成正比的嗎？膽固醇高、血脂低，我該如何改善我的飲食？請老師給我一點建議，謝謝。祝平安

A

35歲自稱中年婦女，那我豈不是不死老賊？

1. 咖啡加豆漿當然不算「亂加」，對於原有的食物結構，全無影響，妳就繼續「亂」吧。
2. 高膽固醇不一定也高血脂，妳應該先告訴我妳的血脂數字，我才能分析原因。沒有考題，就沒有答案，好唄？

最好是整份體檢報告都給我，才能更精確。

我很平安，謝謝！

膽固醇高出標準，能喝豆漿嗎？

Q

有個問題請教，可否幫學生我解惑，不勝感激。

1. 因剛做完健檢，驗出尿酸與高膽固醇均超過標準值，可以每日飲用豆漿嗎？

2. 老師有建議喝咖啡品牌雀巢隨身包（二十包），是指有紅色包裝的嗎？（因有綠色與紅色兩種）如果學生我上課沒聽錯的話，亦或有其他補充說明 ？謝謝！

A

1. 先把體檢報告給我看一下，可以嗎？

2. 日本原裝的，雀巢咖啡粉，才是我介紹的好咖飛啦，你上課果然不專心。

我的小孩該看兒童心智科嗎？

Q

吳老師，我是大同分局的警員，在常訓課程的時候常常有機會聽到你的演講，有一個很大的問題困擾我~~~想請教您的意見。

我的女兒今年小學一年級，她從小的個性就是大剌剌活潑好動，一開始我讓她念社區小學，全校只有一百個人，她們班級有十三個人，因為那個小學比較沒有課程壓力，老師管理也比較開明，後來原本級任老師懷孕請假，由一位代課老師來代課，代課老師教了一個多月後打電話跟我說，我女兒比別的小孩活潑好動，但是又特別聰明，幾乎是課程是一講就明白，常常舉一反三（或許是幼稚園都學過了吧），但是不太守常規，經常找同學講話或是藉故上廁所，跑到校區溜達，坐沒坐相，經常要規勸好幾次直到人家翻臉才肯聽話，且建議家長轉學到比較嚴謹的學校，這樣才能讓小孩的行為不會偏差。

所以我就幫她轉學到一家教學認真風評不錯的學校，小孩轉過去之後，家庭聯絡簿幾乎天天被老師寫紅字，內容不外乎聰明活潑資質佳，上課愛玩小東西，愛找同學講話，規勸不聽，容易受外界事物影響，寫作業或功課拖拖拉拉，要直到最後一刻才要完成。上課喜歡一直發言，容易分心……等等，讓導師頭痛不已，所以導師建議家長帶至大醫院找兒童心智科醫生評估。

我帶去長庚兒童心智科醫生聽後，拿了兩張評估表給導師跟安親班老師填寫評估，經評估醫生認為指數蠻高的，於是開藥物給小孩吃。

吳老師我很困擾到底要不要給小孩子吃？因為我去網路爬文說，那種藥物是屬於中樞神經抑制藥物（含安非他命成分），有很多副作用，這是真的嗎？

A

你這小子根本就是利用我這個老人家去說服你家老婆嘛！昨天和她通了三十五分鐘的電話，耳朵都壓扁啦！你得去寧夏路夜市買十個肉包請我。

恭喜你有個得自你遺傳的好女兒……聰明絕頂，自有主張。

千萬不要讓一個不會因材施教的書匠毀了她！轉學吧！停藥吧！多給女兒鼓勵，她就不好意思作怪……大人偶而也得對孩子耍賤招，如果需要我幫忙，你儘管出招。

參考書目

- The Truth about Food — Jill Fullerton-smith
- Water: for Health, for `Healing, for Life. — F. Batmanghelidj, M.D.
- Lait, Mensonges et Propagande — Thierry Souccar
- Prescription for Nutritional Healing — James F. Balch, Phyllis A. Balch
- The MELATONIN Miracle — Walter Pierpaoli, M.d., PH.D., William Regelson, M.D., Carol Colman
- **50** Simple Ways to Live a Longer Life: — Suzanne Bohan
- Everyday Techniques from the Forefront of Science — Glenn Thompson
- Practical MEDICAL TECHONOLOGY — Tadashi KAWAI
- Eral Minedell's Secret Remedies — Eral Minedell, R.Ph.,Ph.D
- Eral Minedell's Supplement Bible — Eral Minedell, R.Ph.,Ph.D
- Eral Minedell's Anti-Aging Bible — Eral Minedell, R.Ph.,Ph.D
- Eral Minedell's Vitamin Bible — Eral Minedell, R.Ph.,Ph.D
- 藥草聖典 — Eral Minedell, R.Ph.,Ph.D
- 養生之道||營養．運動與健康 — 董大成教授/著
- 食品知多少？ — 李錦楓教授/著
- 天之美祿－食品漫談－ — 李錦楓教授/著
- 抗癌食品事典 — 永川祐三/著
- 不吃藥養生法 — 李政育醫師/著
- 不吃藥飲食法 — 李政育醫師/著
- 有病自己醫 — 李政育醫師/著
- 吃的基因革命 — 李世敏/著
- 不生病的生活 — 新谷弘實/著
- 肝臟病預防與治療 — 田澤潤一醫師/著
- 怎樣照顧你的肝 — 陳健弘醫師/著

C O P Y R I G H T

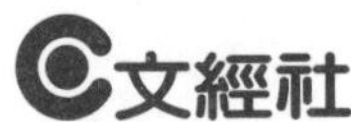

文經家庭文庫 C188

吃，從頭學起！

國家圖書館出版品預行編目資料

吃，從頭學起 / 吳寶芬 著.
臺北市：文經社, 2010. 09
面 ； 公分 --（家庭文庫；188）
ISBN 978-957-663-624-0（平裝）
1.健康法 2.健康飲食
411.1 99015637

著 作 人：吳寶芬
發 行 人：趙元美
社 長：吳榮斌
企劃編輯：林麗文
美術設計：王小明
出 版 者：文經出版社有限公司
登 記 證：新聞局局版台業字第2424號
社 址：241-58 新北市三重區光復路一段61巷27號11樓
（鴻運大樓）

<業務部>：
電話：（02）2278-3158・2278-3338
傳真：（02）2278-3168
E-mail：cosmax27@ms76.hinet.net・cosmax.pub@msa.hinet.net

郵撥帳號：05088806文經出版社有限公司
印 刷 所：通南彩色印刷有限公司
法律顧問：鄭玉燦律師（02）2915-5229
定 價：新台幣 300 元

發 行 日：2010年 9 月 第一版 第 1 刷
2013年 7 月 第二版 第 1 刷
2018年 7 月 第 4 刷